_____ 님의 소중한 미래를 위해
이 책을 드립니다.

먹는 습관만 바꿔도
10kg은 쉽게 빠진다

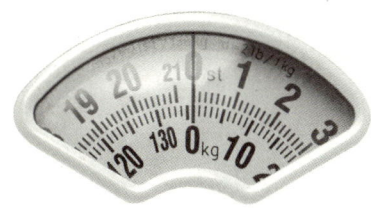

먹는 습관만 바꿔도
10kg은 쉽게 빠진다

마음대로 먹고
운동에 얽매이지 않는
진짜 다이어트

김소영 지음

원앤원스타일

원앤원스타일 우리는 책이 독자를 위한 것임을 잊지 않는다.
우리는 독자의 꿈을 사랑하고,
그 꿈이 실현될 수 있는 도구를 세상에 내놓는다.

먹는 습관만 바꿔도 10kg은 쉽게 빠진다

초판 1쇄 발행 2014년 8월 1일 | **지은이** 김소영
펴낸곳 (주)원앤원콘텐츠그룹 | **펴낸이** 강현규·박종명·정영훈
책임편집 이예은 | **편집** 봉선미·김나윤·최윤정·채지혜
디자인 윤지예·임혜영·홍경숙 | **마케팅** 박성수·박지영·김서영
등록번호 제301-2006-001호 | **등록일자** 2013년 5월 24일
주소 100-826 서울시 중구 다산로22길 10. 4층(신당동, 재덕빌딩) | **전화** (02)2234-7117
팩스 (02)2234-1086 | **홈페이지** www.1n1books.com | **이메일** khg0109@1n1books.com
값 14,000원 | **ISBN** 978-89-6060-347-9 13510

이 도서의 국립중앙도서관 출판시도서목록(CIP)은 e-CIP홈페이지(http://www.nl.go.kr/ecip)에서
이용하실 수 있습니다.(CIP제어번호 : CIP2014019036)

이 세상에서 가장 좋은 의사는
식이요법 · 안정 · 명랑이라는 의사다.

• 조나단 스위프트(『걸리버 여행기』의 작가) •

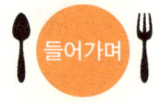

살빼기가 짐이 된 사람들을 위한
다이어트 자습서

살을 빼기로 마음을 먹었을 때 보통은 한 달 안에 몇 kg을 빼고 3달이면 10kg 이상을 빼서 자신이 원하는 꿈에 그리던 몸을 만들겠다고 결심을 한다. 그러기 위해서는 운동은 기본으로 해야 하고 식단 역시 매우 엄격해야 한다고 생각한다.

어쩌면 이러한 계획은 그나마 건강한 방식이다. 심각한 것은 계획한 다이어트 목표를 기간 안에 이루기 위해서는 식욕 억제제와 다이어트 식품을 먹고 지방 흡입이나 기타 시술까지 필요하다고 생각하는 것이다. 어쩌다가 살을 빼는 다이어트 방식이 이렇게까지 왜곡되어버렸을까?

비만은 필요 이상의 에너지가 몸에서 지방으로 쌓인 아주 단순한 현상이다. 이것을 치료하려면 몸에 과다하게 쌓인 지방을 운동과 식단 조절로 소모해주면 된다. 그리고 구체적으로 어떻게 해나가면 될지 본인에게 맞는 방식을 찾아내는 것이 우선이다.

그러나 보통 어떤 방법이 다이어트에 효과가 좋다고 소문이 나면 그 음식을 싫어해도 참고 따라 먹는다. 다이어트란 참고 견뎌야 하는 고통스러운 일이 된다.

어떤 운동이 효과가 좋다고 말하면 본인에게는 맞지 않는데도 불구하고 무리해서 따라 하다가 상해를 입거나 호흡 곤란이 올 때까지 운동하는 경우도 있다. 하지만 평소에 조금이라도 움직이고 식사는 하루 권장량 정도만 잘 지켜도 체중이 감량되고 좋은 몸을 유지할 수 있다.

대개는 정확한 칼로리를 계산하기 어려울 정도로 하루에 어느 정도를 먹었는지도 기억하지 못할 뿐더러 별생각 없이 많은 양의 음식을 섭취했을 것이다. 그래서 하루에 1,500~1,800kcal만 꾸준히 섭취하거나 심지어는 그보다 많은 하루 권장량을 정확하게 섭취해도 체지방이 빠지게 된다.

우리의 마음은 항상 바쁘고 빠르게 무언가를 이루기를 바라기 때문에 드라마틱한 체중 감량 계획을 세우고 속전속결을 시도하게 된다. 그리고 고통스러운 그 시간이 지나 살이 빠지면 어느 정도의 목표를 이룬 자신에게 상을 주듯이, 혹은 다이어트가 영원히 끝난 듯이 다시 예전의 식습관대로 식사를 하게 된다.

어쩌면 본래 방식의 식사를 하게 될 뿐이다. 당연히 되돌아온 식습관대로 식사를 하면 다시 살이 찌게 된다. 이제 다이어트는 그야말로 인내심을 시험하는, 생각하기도 싫은 끔찍한 고통으로 다가오게 된다.

그뿐만 아니라 일정 기간의 우울한 시기를 지나면 그 고통스러운 인내심을 발휘할 에너지가 회복되어 또다시 같은 고통을 반복해서 시도하게 된다. 삶에서 다이어트란 꼭 성공하고 싶은 일이면서도 이렇게 어느덧 마음의 짐이 되어버렸다.

우리는 학교에서 자신의 몸을 올바르게 관리하는 법을 자세히 배우지 않았다. 상식적이고 간단한 지식만 있으면 되는데도 불구하고 날씬한 사람은 타고 난 것이라고 생각해버리기 일쑤였다. 학교를 졸업하고 입시 전쟁에서 벗어나 자기만의 시간이 생길 때, 비로소 고통스럽고 외로운 다이어트와의 사투가 시작될 뿐이었다.

체중 감량은 몸에 축적된 잉여분의 에너지를 운동과 식단 조절을 통해 빼주는 일이다. 그런데 체중 감량의 실행 방법은 천차만별일 뿐만 아니라 몸을 혹사시키고, 심지어 건강을 해치며 단기간에 해치우려는 방식으로 진행되는 경우도 많다. 왜 그래야만 했을까?

지금부터 그 고통스러운 짐을 덜어주는 가장 현실적인 다이어트 방법을 풀어나가려고 한다. 스스로의 몸이 달라지고 조금만 노력하니 바로 뱃살이 줄어드는 느낌을 받는다면 감량 의욕이 더 생기기 시작할 것이다. 그리고 그 감량 방법이 내가 충분히 할 수 있는 상식적인 것일 때 다이어트 자체가 행복한 일이었다는 것을 느끼게 될 것이다.

사랑하는 부모님, 같은 트레이너의 길을 걷고 있고 이 책의 그림을 그려준 딸 단비, 만남과 헤어짐으로 서로를 성숙하게 만들어준 나의 개인지도 수강생분들, 나의 친구들, 그리고 원앤원콘텐츠그룹 임직원분께 감사드린다.

CONTENTS

그동안의 다이어트는
왜 모두 실패했을까?

1

다이어트는
마음먹기에 달렸다

다이어트에 대해
우리가 알고 있던 것들의 허점

다이어트의 90%는
식사가 좌우한다

반드시 성공하는
다이어트 식사법

맞춤형 3단계 식사법과
간편 생활요리

6

마음만 바꿔 먹어도
운동이 되는 3단계 운동법

7

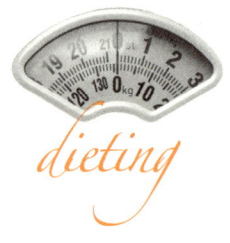

dieting

특수한 상황을 잘 넘겨야
뺀 살을 유지한다

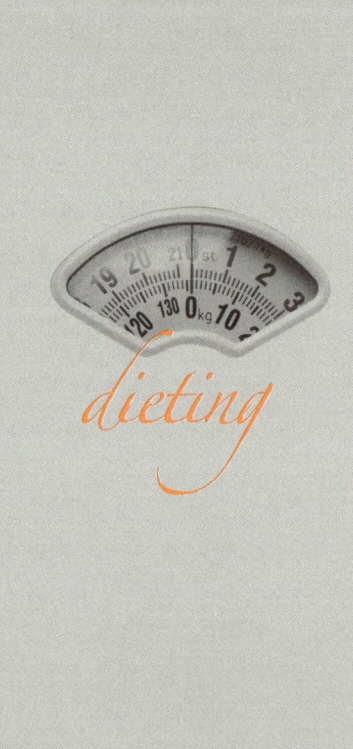

dieting

1

그동안의 다이어트는
왜 모두
실패했을까?

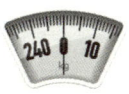

다이어트에 번번이 실패하는
치명적인 원인

　　　　　　　　체중 감량은 적당한 운동과 적당한 식사를 하면 해결되는 아주 간단한 일이다. 그러나 이 일은 말처럼 쉽지 않다. 오죽하면 지방 흡입 같은 수술까지 성행할까? 더 큰 문제는 가장 기초적인 운동과 식이 조절을 해보지도 않고 바로 물리적인 방식을 쓰거나 식욕 억제제를 쓰려고 하는 급한 마음이다.

　어떤 연예인이 TV에서 자신의 다이어트 경험담을 이야기하며 "아무리 다이어트 보조제를 먹거나 수술을 해도 꼭 요요가 어김없이 다시 찾아왔다. 아무리 피해가려고 했어도 결국은 꾸준한 운동과 건강한 식단이 가장 좋은 방법이었다."라고 말했다. 이것은 무엇을 의미하고 있는 것일까?

아주 단순하게 해결할 수 있는 체중 감량을 다른 무언가에 자꾸 의지하려는 마음이 있다. 자신이 의지를 가지고 자신이 할 수 있다는 마음을 다잡는 것이 아니라 외부적인 무언가에, 즉 단번에 변할 수 있는 어떤 방법에 의존한다는 점이다.

하지만 이러한 방식이 다이어트를 완벽하게 해결해주지 않는다. 예전의 생활 습관을 바로잡아주지 않고 시도한 이러한 극단적인 방법들은 시간이 지나면 다시 예전의 습관대로 돌아가 요요를 부르고 몸의 기능을 더 망가뜨린다.

다이어트 보조식품을 먹거나 유명한 기능성 약을 복용하면, 다이어트 관련 제품의 광고 모델처럼 날씬하고 완벽한 몸매를 가질 수 있을 것 같다. 큰돈이 들어가면 더욱 그럴듯해 보인다. 그리고 어느 정도 체중이 감량되는 것이 눈에 보이기도 한다. 지방 흡입은 살이 빠졌다는 것이 바로 느껴질 것이다.

문제는 그다음 이야기다. 지방 흡입뿐만 아니라 아무리 복근 수술까지 했어도, 그것을 유지하기 위해 꾸준한 운동과 식단에 신경을 쓴다면 시도해볼 만도 하겠지만, 다시 예전처럼 돌아가버린다면 의미가 없다. 괜히 고생을 사서 한 것이다.

Y라는 여성은 지방 흡입을 정기적으로 했다. 보기에 좀 통통해도 예쁜 편이고 약간만 관리해도 옷맵시가 살아나는 스타일이다.

외모에 신경을 쓰는 편이지만 워낙에 먹는 것을 좋아해서 다시 살이 찌면 또 지방 흡입으로 다이어트를 해결했다. 그녀의 선택이니 한두 번은 좋을지도 모른다. 그러나 이러한 방식을 평생 몇 번씩이나 되풀이할 것인지 이렇게까지 해도 괜찮을지 우려되었다.

다이어트에 실패하는 첫 번째 원인은 이렇게 외부적이고 물리적인 방식을 쓰는 다이어트 유형의 문제고, 두 번째로는 오로지 운동과 식단 조절로 건강하고 상식적인 방법을 쓰는 것을 가로막는 어떤 장벽이다. 어쩌면 사람들이 운동과 식사라는 상식적인 방법을 쓰지 않고 고통스러워도 물리적인 편법을 쓰려는 이유가 바로 이러한 장애물 때문이다. 그것은 바로 운동과 식사에 대한 잘못된 선입견이다.

흔히 방송에는 마치 사람 인내의 한계에 도전하듯이 운동하는 모습이 비춰진다. 운동은 힘들게 해야 효과가 있다고 생각하는 것이다. 그러한 방송을 본 사람들은 운동은 저렇게 고통스럽게 해야만 효과를 내는 것이라고 두려워할 수도 있다. 그러니 될 수 있으면 피해가고 싶어서 다른 편법들에 눈을 돌린다. 힘들게 운동하지 않아도 살을 뺄 수 있다는 방법들에 휩쓸리게 된다.

운동은 꼭 하루에 30분~1시간을 해야 효과가 나는 것이 아니라 어떤 운동이든지 본인이 좋아하고 즐길 수 있는 것이라면 하루에 조금 걷거나 스트레칭만 해주어도 몸이 반응하게 된다. 그러면 그

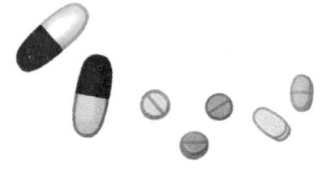

것 자체가 운동이 된다. 물론 부위별로 계획을 세워 근력 운동을 해 주면 더욱 효과적이지만, 그렇지 못할 경우에는 자신의 하루 활동을 잘 살펴보아서 활동 자체를 운동으로 활용해도 된다. 차를 몰지 않고 지하철을 이용하면 자연스럽게 계단을 이용하게 되고, 집에서 역까지 걷게 된다. 버스를 타면서 몸을 더 움직일 수 있다.

그렇지만 이 역시 개인의 취향에 달렸다. 운전을 좋아하거나 꼭 해야 하는 상황이라면, 차를 몰고 움직이는 시간을 아껴서 그 시간에 집중해서 본격적인 운동을 해도 될 것이다. 어떤 방법이든지 자신에게 맞는 것을 찾는 것이 중요하지 남을 따라할 필요는 없다.

식사에서도 마찬가지다. 안 하던 운동을 했기 때문에 식사를 평소보다 더 먹게 된다면 이것 또한 체중 감량에 별 도움이 안 된다. 체중 감량을 원한다면 이렇게 음식을 더 먹을 바에야 차라리 운동을 안 하는 것이 더 나을 정도다. 체중 감량의 70~80% 이상이 식사를 어떻게 하느냐에 달린 문제이기 때문이다.

하루 종일 체육관에서 다른 사람의 운동을 돕고 2시간 이상 운동하는 보디빌더일지라도 식단에서 잘못되면 몸을 만들 수 없다. 그리고 선수들마저도 식단 지키기가 운동보다 어렵다고 한다.

다이어트에서 식사가 차지하는 비중이 보통 70%라고 이야기하지만 어떨 때는 그 이상이라고 말해도 될 정도로 체중 감량에서 식사가 차지하는 비중이 높다. 그 이유는 운동으로 소비할 수 있는 칼로리는 한계가 있고, 운동을 많이 한다고 몸에 무조건 좋은 것이 아니라 너무 심한 운동은 부상과 노화 등의 부작용들을 겪을 수도 있기 때문이다. 심지어는 스트레스 호르몬의 작용으로 오히려 근육이 분해되는 아이러니도 생긴다.

다이어트는 어떤 한 가지만 가지고 효과를 낼 수 있는 것이 아니므로 전체를 봐야 한다. 하루의 전체 칼로리를 살펴야 하고 운동과 식단에서의 조화를 찾아보아야 한다.

이것만은 꼭 기억합시다!

- 다이어트에 실패하는 첫 번째 원인은 외부적이고 물리적인 방식을 쓰는 다이어트 유형의 문제이고, 두 번째 원인은 오로지 운동과 식단 조절로 건강하고 상식적인 방법을 쓰는 것을 가로막는 어떤 장벽이다.

- 체중 감량에서 식사가 차지하는 비중이 높다. 운동으로 소비할 수 있는 칼로리는 한계가 있고, 운동을 많이 한다고 몸에 무조건 좋은 것도 아니다. 너무 심한 운동은 부상과 노화 등의 부작용들을 겪을 수도 있다.

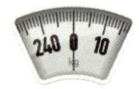

다이어트의
효율적인 투자 전략

본디 체중 감량에는 그 어떤 돈도 필요하지 않다. 본인이 즐길 수 있는 약간의 운동을 하고 몸에 좋은 양질의 식사를 자신에게 맞게 조정해서 하루 세끼를 먹고 간식까지 챙겨 먹어도 살을 뺄 수 있다.

내가 살이 찐 원인은 하루 권장량 이상을 먹었기 때문일 수도 있다. 하루에 얼마나 먹었는지 계산도 하지 않았을 뿐만 아니라, 칼로리만 높고 영양은 거의 없는 정크푸드 junk food였다면 하루 섭취량은 정말 어마어마했을 것이다. 평소에 아무런 의식 없이 음식을 섭취해왔더라도 다이어트를 결심했다면, 과연 나는 식단 계획을 어떻게 세웠는지 한번 살펴보아야 한다.

보통은 하루에 권장량 이상의 2,400~3,500kcal를 먹었더라도 다이어트를 결심하면, 하루아침에 선식이나 주스로 아침을, 그리고 닭가슴살·방울토마토·고구마로 점심을, 두유 한 잔과 바나나 한 개, 아몬드 15알로 간식을, 그리고 저녁으로 현미밥 1/2공기에 생선구이 한 토막과 계절 나물무침 한 접시로 양을 확 줄여 약 1,000~1,200kcal의 식사를 계획한다.

어쩌면 이 식단보다 더 적게 거의 기아식starvation diet이거나 하루에 700kcal 이하로 섭취하기도 한다. 만약에 이 정도도 아니고 무작정 굶기라도 했다면 몸의 근육이 손실되고 체지방이 더 잘 쌓이는 체질로 바뀌게 된다. 그야말로 하루하루가 자신의 인내심을 시험하는 고통의 연속이 된다.

용케도 한두 달을 견뎌내서 어느 정도 눈에 띄게 감량에 성공하면 그때도 과연 이 식단을 이어갈 수 있을 것인가? 이때 대부분은 필연적으로 요요를 겪을 수밖에 없다. 위의 식단은 직업 모델들이나 가능한 식사량이다. 체중이 적게 나가고 이런 식사에 익숙한 사람일 경우에는 이렇게 식사해도 별 무리가 없을지도 모른다.

그러나 하루에 2,400~3,500kcal, 심지어는 그 이상을 섭취했던 사람이 갑자기 이런 식사를 한다면 그 스트레스가 이만저만이 아니다. 정말 다이어트란 무서운 일이라고 생각하게 된다.

며칠 정도 거의 굶거나 참아 약간의 체중 감량이 되었다고 '어느 정도 빠졌으니 이제는 마음껏 좀 먹자.'라는 생각을 하게 된다.

그리고 예전의 식습관대로 돌아간다. 결과는 불 보듯 뻔하다.

운동량도 욕심을 내서 갑자기 늘리고 식사량도 갑자기 무리하게 줄였기 때문에 몸이 적응하지 못하고 포기를 하게 된다. 자신에게 맞는 적당한 운동량과 하루 권장량의 음식부터 시작한다면, 시간은 조금 더 걸릴지 모르지만 요요를 겪느라 도중에 고통을 겪는 사람에 비하면 결과적으로는 오히려 더욱 빠른 감량이 된다.

그러면 이제 답이 나왔다. 다이어트에 성공하려면 본인이 꾸준히 할 수 있는 운동을 계획해서 하루에 조금씩이라도 하고, 식단을 현실성 있게 세워 실행하면 체중이 감량된다. 이렇게 하면 살이 빠지는데 많은 사람들이 다이어트에 상상 이상의 큰돈을 투자한다. 심지어는 들어간 돈만큼 효과가 있는 것이 아니라 부작용까지 호소하고 있다.

초등학교부터 고등학교에 이르기까지 정규 교육 과정에서 다이어트 지식에 대한 어떤 기초적인 교육이 필요하지 않을까 생각해본다. 사람들은 비만으로 인해 심각한 신체적인 질병에서부터 심리적인 질병까지 앓고 있다. 그야말로 많은 비용을 들여서라도 해결하고 싶어한다. 사실 간단하게 해결할 수 있는 체중 감량이 너무나 크게 왜곡되고 산업화되었다.

다이어트 보조식품을 먹고 수술을 해야 살이 빠지는 것이 아니다. 식욕 억제제를 처방받고 약물치료를 해야 살이 빠지는 것도 아니다. 적당한 운동과 적당한 식사량을 지키면 비만이 사라진다. 이 간단한 원리에 그 어떤 무거운 것들을 얹어서 생각할 필요가 있겠는가?

운동은 기초대사량을 높이는 중요한 역할을 하는 근육을 자라게 한다. 근육의 증가로 몸무게가 늘더라도 몸의 치수는 더욱 작아보이고 증가한 기초대사량만큼 음식을 더 먹어도 살이 찌지 않게 된다. 운동을 함으로써 근육이나 뼈가 발달할 뿐만 아니라 심혈관계 질환을 예방한다. 당뇨나 뇌졸중, 심장발작, 그리고 암을 예방할 수 있다. 또한 정신적 긴장감과 피로를 풀고 우울증을 예방하게 해준다. 운동선수처럼 모든 시간을 투자해서 하루 종일 훈련할 필요도 없다. 그리고 이러한 일을 하는 데 어떠한 큰돈이 들 필요가 있겠는가?

이것만은 꼭 기억합시다!

• 자신에게 맞는 적당한 운동량과 하루 권장량의 음식부터 시작한다면, 시간은 조금 더 걸릴지 모르지만 요요가 찾아와 도중에 고통을 겪는 사람에 비하면 결과적으로는 오히려 더욱 빠른 감량이 된다.

• 다이어트에 성공하려면 본인이 꾸준히 할 수 있는 운동을 계획해서 하루에 조금씩이라도 하고, 식단을 현실성 있게 세워 실행하면 체중이 감량된다.

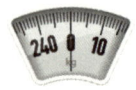

다이어트 광고 모델처럼
될 수 없는 이유

다이어트를 하는 이유가 세계에서 손꼽히는 톱모델의 몸매를 만들기 위해서라면, 톱모델이 노력한 만큼 노력해야 한다. 모델들은 한 가지의 어떤 특정한 운동 방식이나 운동 기구를 사용해서 운동을 했기 때문에 완벽한 몸매를 가지게 된 것은 결코 아니다. 어떤 특정한 음료나 보충제를 먹고 그렇게 된 것도 아니다. 그런 몸을 만들기 위해서 3개월 안에 목표를 가지고 단기간 노력한 것도 아니다. 많은 시간을 들여서 운동을 하고 식사를 조절한다. 모델들은 완벽한 몸을 만드는 일 자체가 직업이기 때문에 하루의 모든 시간들이 자연스럽게 몸을 유지하는 에너지로 쓰며, 마침내 몸매를 완성한 것이다.

그러므로 보통 체격의 일반인이 자신만의 롤모델을 정해놓고 단기간에 똑같이 되겠다는 것은 그만큼 자신을 혹사시키겠다는 것이다. 불가능한 목표로는 다이어트에 성공할 수 없다.

거의 모든 사람들이 다이어트에 실패하는 이유도 특정 롤모델처럼 되고 싶다는 자신만의 목표나 다이어트 광고가 은근히 권하는 목표치는 도달할 가능성이 현실적으로는 희박하기 때문이다. 쉽게 이룰 수 없는 몸매를 얻으려고 시도한다는 것은 결국 실패할 수밖에 없는 결과를 얻게 된다. 온갖 다이어트 산업은 이러한 사실을 분명 알고 있으면서도, 불가능한 롤모델을 함께 내세운다.

자신이 원하는 어떤 완벽한 몸이 되려면 이런 몸이 되도록 운동하고 식단을 조절하며 꾸준히 관리를 해야 한다. 그런데 현실은 아침은 굶고 점심에 폭식을 하고 저녁은 또 굶기로 결심한다. 굶을수록 몸이 달라지는 것을 피부로 느끼기 때문에 날씬하려면 굶어야 한다고 생각하게 된다.

하지만 롤모델이 되기 위해서 이렇게까지 굶기를 반복적으로 해도 몸은 달라지지 않는다. 지쳐버린 나머지 다시 예전의 식습관으로 돌아오게 되고 다이어트 스트레스를 풀기 위해서 예전보다 더 먹게 된다. 그러다 다시 또 마음이 급해진다. 단기간에 완성되는 드라마틱한 체중 감량법이 있다면 어떤 위험을 무릅쓰고라도 비용이 얼마가 들더라도 다시 시도하고 싶어진다. 과체중이나 고도 비만인 사람도 하루아침에 연예인처럼 먹고 보디빌더식으로 운동한다. 여기서의 문제점은 무엇인가? 오랫동안 운동하고 식사 조절로 만들어진 모델의 몸과 자신을 비교하는 성급한 마음이다.

심지어 모델들은 저렇게 날씬하니 자신처럼 음식에 스트레스 받지 않고 아무 상관없이 자유롭게 음식을 먹어도 되는 줄로 오해한다. 그들은 오히려 매일 몸무게를 확인하고 음식의 종류를 선별해서 섭취하며 몸매를 관리한다.

과연 하루아침에 이들처럼 운동하고 먹을 수 있겠는가? 그렇게 되려면 과정이 있어야 한다. 적당한 운동부터 시작해서 식사의 양을 현실적으로 계획하고 조금씩 줄여나가야 한다. 이렇게 해도 체중이 빠지기 때문에 처음부터 무리하지 않아야 한다.

지금 당장 나의 몸이 모델 같은 몸이 아니더라도 좌절하지 않아야 한다. 모델들은 그야말로 오랫동안 끊임없이 노력해 몸매를 만들었다. 모두가 그렇게 하지 않았을 뿐이지 누구든 마음을 먹고 시도하면 충분히 만들 수 있는 가능한 일이다.

다이어트 광고에 등장하는 연예인과 우리는 시작부터 체급이 다른 선수와 경기를 붙인 불공평한 경기다. 전문가가 일반인과 경기를 하는 그런 느낌이다.

일반인은 자신이 충분히 만족할 수 있는 중간 과정을 거쳐야 한다. 예전보다 배가 들어가서 입던 옷이 느슨해지고 더부룩한 느낌이 사라졌다면 그것으로도 기분 좋은 일이다. 서서히 체력이 좋아지고 활력도 생긴다. 그러면서도 그들처럼 식사에 엄격하지 않아도 되고 어느 정도는 먹고 싶은 음식을 먹을 수 있다. 우리가 행복하다고 만족감을 느낀다면 이것으로 다이어트의 목적을 이룬 것이다.

다이어트 역시 자신이 생각하기 나름이다. 그리고 정말로 모델처럼 완벽한 몸매에 도전하고 싶다면 그것은 그다음 이야기고 자신의 선택에 달렸다. 일반인에게 롤모델을 내세워 처음부터 너무 가혹한 요구는 하지 않는 것이 오히려 현실적인 다이어트를 할 수 있고 효과를 낼 수 있다.

이것만은 꼭 기억합시다!

- 단기간에 다이어트 광고의 모델처럼 되겠다는 것은 그만큼 자신을 혹사시키겠다는 것이다. 불가능한 목표로는 다이어트에 성공할 수 없다.

- 높은 목표에 도달하려면 중간 과정이 있어야 한다. 적당한 운동부터 시작해서 식단을 현실적으로 조절해야 한다. 이렇게 해도 살은 빠지기 때문에 처음부터 무리하지 않아도 된다.

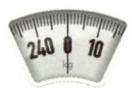

비장했던 다이어트 의지를
꺾는 결정적인 3가지

다이어트 의지를 꺾는 3가지가 있
다. 첫 번째는 아무리 식사량을 줄이고 운동을 해도 체중이 줄지
않는 이른바 정체기다. 체중계에 올라갈 때마다 조마조마하지만
숫자는 어김없이 그대로이거나 조금 더 늘어나 있기도 하다. 이럴
때는 다이어트를 그만두고 예전대로 아무 생각 없이 마음껏 먹기
라도 하고 싶다. 좌절감이 밀려오고 스스로 절대로 살을 뺄 수 없
는 사람이라고 생각하기 시작한다.

그러나 체중은 지방뿐만 아니라 근육과 수분이 늘어도 증가한
다. 눈으로 보기에도 치수가 줄어들고 근육이 늘어나 이전보다 더
탄탄해질 수도 있는데, 오로지 체중으로만 자신의 몸을 평가한다

면 정확한 것이 아니다. 그리고 실제로 체지방이 늘어서 체중이 증가하는 경우도 있다. 기록을 하지 않아서 그렇지 생각보다 더 많이 먹었을 수도 있다.

체중을 자주 재는 행동 자체는 나쁘지 않다. 하지만 더 중요한 것은 체중을 재는 부지런함만큼 정한 하루 식사량을 지키려고 노력하고 기록하는 것이다. 식사량은 지키지 않으면서 체중이 감량되는 요행은 바라지 않아야 한다. 체중을 자주 재면서 체중이 빠졌기를 바라는 대신 몸이 달라질 수 있는 식사와 활동을 해야 한다. 그러면 나는 좀더 자신감을 가질 수 있고, 그때서야 체중계로부터 진정으로 자유로워질 수 있을 것이다.

두 번째로 다이어트 의지를 꺾는 것이 있다. 어떤 사람이 아무리 많이 먹어도 살이 찌지 않을 뿐만 아니라, 오히려 살을 찌우려고 노력하고 살이 더 찌지 않는다며 고민하는 것을 볼 때다. 어떤 사연인지는 몰라도 체중 감량이 소원인 사람으로서는 부럽기 짝이 없을 뿐만 아니라 세상이 불공평하다며 다이어트 의욕이 꺾여버린다.

사람들은 각자의 개성을 가진 몸과 마음이 있다. 몸의 환경은 저마다 다르다. 개인차가 분명히 있다. 여성과 남성이 다르고 나이와 직업에 따라 다르다. 그리고 그동안의 운동 경험과 신체의 구성에 따라서도 똑같은 식사를 했어도 몸에서 반응하는 것이 다르다. 아주 특별한 경우를 빼고는 자신이 활동하는 것 이상의 칼로리를 섭취했다면 몸에서 체지방으로 쌓일 수밖에 없다.

평소에 근력 운동으로 근육을 키워서 기초대사량을 올리고 식사량을 자신의 권장 칼로리 이상을 섭취하지 않으며, 오히려 약간만 적게 먹는다면 지속적으로 체지방이 감량될 수밖에 없다. 그리고 거의 대부분의 사람들이 많이 먹으면 살이 찌고 적당하게 먹고 운동을 하면 평균 몸을 건강하게 유지한다. 그러니 너무 특이한 체질과 자신을 비교하지 말고 상황을 현실적으로 보아야 한다.

다이어트 의지를 꺾는 세 번째는 다이어트에 대한 자신만의 고정관념을 고집할 때 나타나는 요요현상이다. 아직까지도 많은 사람들이 살을 빼기 위해 한 가지 음식만 먹거나, 어떤 특정한 보충제나 분말 형태의 다이어트 식품을 특정 기간 동안 섭취해서 목표를 이루는 것이 다이어트라고 생각한다.

일단 목표를 이룬 다음부터는 다시 음식으로부터 자유로워질 수 있다고 생각하는 다이어트 방식이다. 넓은 의미로 본다면 지방흡입이나 위에 설치하는 위밴드뿐만 아니라 약물 처방과 기타 수술 요법, 심지어는 퍼스널 트레이닝마저도 너무 강한 운동과 극단적인 식단으로 특정 기간 동안 살을 뺀 다음에는 다시 음식으로부터 자유로워질 수 있다고 생각하기 쉬워 요요를 부르게 된다.

그래서 다이어트 기간이 끝나고 예전의 식사 방식으로 돌아간다면 다시 살이 찌게 될 뿐만 아니라 체지방이 더 잘 붙는 체질이된다. 이는 건강과 더불어 자신의 다이어트 환경까지 더욱 악화하는 길이다. 이러한 일을 반복해서 겪게 되면 다이어트는 정말로어렵고, 통제 불가능한 일이 되어 다시 체중 감량을 해보려는 의지가 꺾이게 된다. 여기에서 잘못된 것은 다이어트에 대한 단계별처방이 아니라 당장 눈에 보이는 효과에만 집중된 운동과 식사다.

운동을 정확하게 하고 식단에서 엄격하다면, 당연히 살이 빠질뿐만 아니라 몸도 아름다워진다. 근력이 생기고 그로 인해 몸은탄력이 붙는다. 노력으로 많은 감량을 이루어낸 것 자체가 아주매력적으로 다가온다. 이렇게 달라진 것을 토대로 지금의 몸을 유지하면서 앞으로 더욱 발전시킨다면 더할 나위 없이 좋을 것이다.

그러나 식사에서 제대로 습관이 들지 않고 다시 예전의 방식이나 과식이나 폭식으로 돌아간다면 당연히 다시 요요를 경험하게된다. 운동과 식단 관리 없이 진행된 수술 요법은 말할 것도 없다.

다이어트는 어느 기간에만 하는 운동과 식사가 아니라 앞으로도 꾸준히 할 수 있는 방식을 연습하는 일이다. 이 과정이 극단적이면 드라마틱하게 살이 빠지지만 자칫 방심하면 요요를 부를 수있다. 조금은 느슨하지만 꾸준히 실천해나가는 방식이라면 건강해지고 기분도 좋아지고 요요도 쉽게 일어나지 않게 된다.

그리고 한 가지 기억해야 할 것이 있다. 비슷하게 마른 체격인

두 사람이 있을 때 한 사람은 식탐이 아주 많은 사람이고 다른 한 사람은 음식에 관심이 별로 없는 사람이라고 한다면 어느 쪽이 유지하는 데 힘이 들겠는가? 당연히 식탐이 많은 사람이다.

식탐이 많은 사람이 계속해서 지금의 체격을 유지하고 싶다면 오히려 더 부지런히 몸에 부담되지 않는 방식의 식사를 연구하고 챙겨야 할 것이다. 운동도 더 많이 해야 할 것이다. 그리고 필요하다면 꼭 미용체중을 고집할 것이 아니라 평균적인 체형을 유지하며 약간의 체중이 느는 것을 용인하는 것도 방법이다.

다이어트는 나에게 맞는 나만의 방식을 찾아내서 생활 속에서 실천할 수 있는 방식이어야 한다. 그리고 여기서 우리가 지금부터 해야 할 일이다.

이것만은 꼭 기억합시다!

• 체중을 자주 재면서 살이 빠졌기를 바라는 대신 몸이 달라질 수 있는 식사와 활동을 해야 한다. 하루 동안 섭취한 음식의 종류와 양을 기록하는 것도 도움이 된다.

• 다이어트는 어느 기간에만 하는 특별한 방법이 아니라 앞으로 꾸준히 할 수 있는 방식을 연습하는 일이다. 조금은 느슨하더라도 꾸준히 실천해간다면 요요도 쉽게 일어나지 않는다.

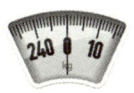

다이어트,
조급함으로 망친다

체중 감량을 원할 때 어떤 성과가 바로 나오지 않는다면 실망하기 마련이다. 의욕을 잃게 되고 '역시 나는 안 되는구나!'라고 좌절하게 된다. 하루에 조금씩 식사량을 줄여나가면서 한 달에 2kg 정도를 빼는 것도 좋지만, 감량 속도가 너무 느리면 의욕이 떨어진다.

그래서 사람들은 다이어트를 결심하게 되었을 때 극적인 효과를 볼 수 있다는 방법에 끌리게 된다. 속전속결을 원하는 것이다. 이러한 마음에 불을 지피는 것이 바로 다이어트 산업의 상술이다.

한 달에 얼마를 뺐다는 성공 사례와 함께 다이어트 전과 후 비교 사진이 걸리고, 누가 보아도 극적이고 매력적인 모습에 자신도 동일한 방식으로 3개월만 투자하면 그렇게 달라질 것으로 생각하며 서둘러 다이어트에 돌입하게 된다. 급하게 감량하면 요요가 오고, 살이 더 잘 찌는 체질로 바뀌게 된다고 만류해도 소용이 없다. 당장 굶거나 무리한 방식이라 해도 우선 빠르게 빼고 싶은 것이다.

그리고 정말로 보디빌더처럼 운동하고 닭가슴살과 방울토마토, 고구마와 아몬드 몇 알, 그리고 채소만을 먹으면서 감량하기도 한다. 또는 무슨 단백질 파우더와 식욕 억제제, 기타 한약과 지방 흡입을 통해 감량하기도 한다. 그러나 다이어트 이후의 체중 유지와 관리에는 소홀히 해 다시 예전의 식습관과 생활 방식으로 되돌아간다면, 참았던 식욕이 폭발해서 오히려 살이 더 찌게 되는 악순환이 반복된다.

반복해서 지방 흡입을 하거나 높은 강도의 트레이닝을 받는 식의 방법에서 다른 선택을 할 뿐 근본적인 마음은 바뀌지 않는다. 오히려 예전보다 강도를 더 높게 해서 불필요한 수술까지도 감행한다. 이쯤 되면 몸무게에 정말 목숨이라도 걸고 지옥에라도 갈 정도다.

이러한 마음의 근원에는 아름답고 건강하게 달라지겠다는 긍정적인 의지 외에도 비용이나 수고가 얼마나 들든지 가능하면 최대한 빠르게 달라지는 요행을 원하고 있다. 다이어트를 하는 대부분의 사람들이 급하게 이루려는 마음을 가지고 있다. 다이어트에 무엇무엇이 좋다면 온 나라가 들썩거릴 정도로 일제히 그 방법에 주목한다.

왜 그동안의 다이어트에 항상 실패했는지, 그리고 아직도 왜 몇년 동안 계속 다이어트중인지 이제 그 이유를 이해했을 것이다. 더 확실한 다이어트 방식을 몰라서도 아니고 비용이 부족해서도 아니다. 항상 급하게 달라지려는 마음에 늘 휘둘리기 때문이다.

자신의 직업 환경과 식사 환경, 그리고 운동 경력과 입맛까지 고려해서 오로지 스스로 실천할 수 있는 현실적인 방식을 계획하고 실천해야 한다.

예를 들어 한 달이나 3개월이라는 단기간에 10~20kg을 빼는 것은 별로 중요하지 않다. 본인이 건강하게 실천할 수 있는 방식으로 같은 기간 동안 2~5kg을 빼더라도, 감량한 몸무게를 계속해서 유지하고 체지방을 더욱 줄여 나갈 수 있는 방식이어야 한다. 운동도 실천 가능한 방식이어야 하고, 식사법 역시 몸이 건강해지고 성인병을 예방해주며 본인이 맛있게 먹을 수 있는 것이어야 한다.

한 달이나 3개월 만에 10~20kg을 빼고도 요요가 와서 다시 12~22kg이 쪘다면, 심지어는 그 이상의 체중이 늘어났다면 과연 이 일을 되풀이해야 할 이유가 어디에 있는지 냉정히 생각해보아야 한다.

계속해서 강조하듯 실천 가능한 운동 방식과 식사도 몸이 더 건강해지며 본인이 맛있게 먹을 수 있는 음식이어야 한다. 그러려면 다이어트의 기본 지식을 이해하고 왜곡된 부분들을 깨달아야 한다. 무엇보다도 급하게 감량하려 말고 과학적으로 진행해나가야 한다. 이것이 결국은 가장 빠른 길이고 안전한 길이다.

이것만은 꼭 기억합시다!

- 다이어트에 항상 실패하는 이유는 확실한 다이어트 방법을 몰라서도 아니고 비용이 부족해서도 아니다. 대개는 급하게 달라지려는 마음에 휘둘리기 때문이다.
- 다이어트는 본인이 실천할 수 있는 현실적인 방법이어야 한다. 운동도 계속해서 실천 가능한 방식이어야 하고, 식사법 역시 본인이 맛있게 먹을 수 있는 것이어야 한다.

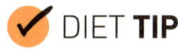

DIET **TIP**

다이어트에 실패하는 식사법	다이어트에 성공하는 식사법	나만의 현실적인 식사법 찾기
• 흰 쌀밥이나 설탕이 든 음료를 즐긴다. • 튀긴 음식이나 흡수가 빠른 단당류 탄수화물 위주로 식사를 한다. • 복잡하게 조리되거나 가공된 음식을 주로 먹는다.	• 통곡물류인 현미와 잡곡, 고구마 등의 복합 탄수화물을 즐긴다. • 복잡하게 조리하지 않은 단순하고 자연스러운 음식을 즐긴다.	단당류 탄수화물을 갑자기 끊을 수 없으므로 최대한 적게 섭취하고, 가능한 질 좋은 탄수화물을 섭취한다.
• 저칼로리 고단백의 단백질 식품보다는 기름에 튀긴 고열량의 음식을 즐긴다. • 자극적으로 요리된 고기류의 단백질 식사를 즐긴다.	• 닭가슴살이나 계란·생선·콩 등의 저칼로리 고단백 단백질 섭취에 신경을 쓴다. • 굽거나 찌는 등의 단순하게 조리된 음식을 즐긴다.	평소에 여러 종류의 양질의 단백질 음식을 골고루 섭취한다.
• 외식을 즐기고 화려한 뷔페나 배달 음식을 즐긴다. • 자신이 섭취하는 음식의 영양은 거의 신경을 쓰지 않는다. • 하루 동안 먹은 총 열량을 모른다.	• 채소와 과일, 해조류 등으로 미네랄과 비타민을 충분히 섭취한다. • 하루 식단은 균형잡힌 영양소로 구성한다. • 정해진 하루의 칼로리를 지킨다.	외식과 모임을 피할 수 없지만 그때마다 몸에 좋은 음식으로 선택해서 먹고, 하루 영양과 칼로리를 맞춘다.

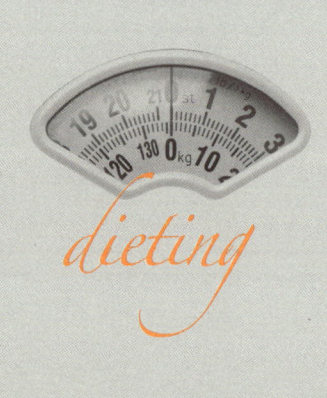

dieting

2

다이어트는
마음먹기에
달렸다

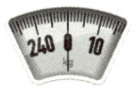

마음이 다이어트를
성공으로 이끈다

물론 다이어트가 필요 없는 적정 체중이거나 약간은 통통하더라도 건강한 몸이면 좋다. 무엇보다도 본인이 몸에 대해서 아무런 불만이 없고 오히려 몸을 자랑스럽게 여기면 된다. 그렇다면 "당신은 다이어트가 필요하다!"라는 인신공격에도 대수롭지 않게 웃으며 넘길 것이다. "네가 그렇게 생각해도 괜찮아! 나는 나의 몸에 만족하니까!"

사실 적정 체중과 과체중의 경계선에 있는 사람도 그 체중을 나름대로 유지하며 일상생활을 하고, 적당히 운동하는 사람이라면 문제가 없다.

하지만 어떤 이유에서든 다이어트를 하고자 하는 것은 지금보다 체지방을 줄여서 보다 날렵해지고 보다 날씬한 몸의 라인을 원하는 것이다. 자신이 체지방을 빼고 전보다 더 아름답고 날렵해지기를 바라기 때문에 어쩌면 다이어트는 문제가 되지 않는다. 충분히 해낼 수 있다.

특히 다이어트는 본인이 원한다는 것이 중요하다. 크게 체중 조절이 필요하지 않은 몸이라도 자신이 원하기 때문에, 자신을 더욱 발전시키고 싶은 마음에서 시작하는 것이다.

정말로 큰 문제는 건강에 이상이 있을 정도로 비만인데도 다이어트의 의지가 없는 사람이다. 가끔 TV에서 트레이너가 과체중이나 고도 비만인 사람들을 트레이닝하면서 의뢰인을 거칠게 대하고 심지어는 듣기에 민망할 정도의 인격 모독 발언을 하는 것을 볼 수 있다.

누가 사람에게 이렇게 하고 싶겠는가? 그렇게 말하고 있는 트레이너도 힘들다. 그는 자신이 담당한 사람을 감량시켜야 할 책임자이기 때문에 필요하다면 이런 행동도 하게 된다. 그때서야 의뢰인은 정신이 들어서 자신의 마음을 다잡거나 포기하거나 둘 중 하나를 선택하게 되는 극단적인 상황이 연출되기도 한다.

여기에서도 중요한 것은 스스로 달라지겠다고 자극을 받는 부분이다. 그동안의 편안한 생활에서 벗어나 살을 빼고 다른 삶을 살겠다는 의지를 가지는 것이 다이어트를 하게 하는 힘이 된다. 트레이너는 자신의 의뢰인에게 동기를 부여해주고 의지를 이끌어

내야 한다. 정말이지 다이어트를 하겠다고 마음먹는다는 것이 이렇게 힘든 일이다.

안타까운 일은 우여곡절 끝에 과체중인 사람이 다이어트를 결심했을 때 처음부터 받아들이기 너무 혹독한 식단과 운동 방식이 처방된다. 하지만 모두가 운동선수는 아닐뿐더러 과체중의 경우 오히려 일반인보다 체력이 더 낮은 편이며, 평소의 식사량도 상상을 초월한다.

그래서 운동과 식사는 단계별로 진행이 되어야 오히려 성공률이 높고 다이어트가 그렇게까지 공포스러운 일이 아니라고 느낄 수 있다. 그리고 실제로도 그렇게까지 심하게 하지 않아도 살이 빠진다. 이러한 단계별 운동과 식사 방식은 뒷부분에서 자세히 다룰 것이다.

이것만은 꼭 기억합시다!

• 다이어트는 본인이 체중 감량을 원한다는 것이 중요하다. 스스로 자극을 받고 살을 빼겠다는 의지를 가지는 것이 다이어트를 하게 하는 큰 힘이 된다.

• 과체중인 사람이 다이어트를 결심했을 경우 처음부터 받아들이기 힘든 혹독한 식단과 운동 방식이 처방되지 않도록 주의해야 한다. 다이어트는 단계별로 진행되어야 한다.

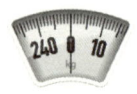

다이어트를 언제
시작해야 할까?

혹시라도 트레이너가 당신에게 정신이 번쩍 드는 혹독한 말이라도 해주길 바라는가? 사실 나의 경우 심한 말을 사용해 동기를 부여해주기 바라는 것은 곤욕스럽다. 심지어는 트레이너가 너무 부드럽다고 환불을 요구받은 적도 있다. 각종 매체를 통해 보는 트레이너의 이미지가 수강생에게 자비 없이 혹독하게 운동시키는 카리스마 강한 모습이어서인지 모른다.

그러나 평화로운 분위기 속에서도 충분히 운동하고, 상담을 통해 식단을 짜서 감량해갈 수 있다. 누군가에게 인격 모독적인 말을 한다는 것은 우선 본인에게 해가 된다. 말하는 자신이 스트레스를 받는 상황이 연출된다.

모든 이가 모델처럼 비쩍 말라야 할 이유도 없고 보통은 현 상태도 나쁘지 않다. 단지 고도 비만에서 과체중 정도로만 내려오거나 과체중에서 정상 체중으로 내려올 수 있을 정도만 다이어트를 해도 좋다.

정상 체중에서 더이상 살이 찌지 않게 유지하거나 모델처럼 완벽한 몸을 만들려고 결심해도 좋다. 다이어트 상황은 누구나 다를 수 있기 때문이다. 어쩌면 정상 체중의 사람들이 훨씬 더 다이어트에 열중하고 있는지도 모른다. 정상 체중에서 모델 몸매처럼 된다는 것도 정말이지 많은 노력이 필요한 일이다. 불가능하다고 말할 정도로 힘든 이 지점에서 발을 동동 구르며 안쓰럽게 다이어트 중인 여성들이 생각보다 많다.

살을 빼면 과연 무엇이 좋은 걸까? 다이어트는 본인에게 가장 좋다. 몸의 환경을 더 건강하게 만들고 더 아름답게 가꾸므로 자신이 제일 먼저 행복해진다. 그다음으로는 주위 사람을 행복하게 만든다. 또한 항상 자신을 돌아보고 관리하기 때문에 스트레스를 잘 조절할 수 있어 여러 질병과도 멀어지게 된다.

다이어트를 하면 좋다는 것은 모두 알고 있다. 그러나 대부분 먹는 것을 포기할 수가 없다. 살이 찌는 것을 알면서도 먹는 것을 멈출 수 없다. 먹는 행위 자체는 행복·즐거움·위안을 주기 때문이다. 운동은 공포 그 자체다.

이제 트레이너는 한마디 할 수밖에 없는 것이다. 그리고 다이어트를 하는 많은 사람들도 트레이너가 독설이라도 해주길 바란다. 마른 몸이 자기관리를 의미하는 사회에서 고도 비만일 경우 취업도 어려울 뿐만 아니라, 연애나 결혼에도 지장이 생긴다는 것은 다 알고 있는 일이다.

또한 자신에 대한 자존감이 낮아진다. 거울도 보기 싫고 정성들여 자신을 꾸미고 싶지도 않다. 언제부터인가는 옷을 사러 가는 일도 없어졌다. 오로지 삶의 낙이라고는 먹는 일밖에 남지 않게 된다.

당연히 외출도 꺼려진다. 하지만 집 안에서만 생활하게 되면 상황은 더 심각해진다. 이럴 때는 그냥 단순한 다이어트가 아니라 비만 치료와 함께 심리 치료도 병행하게 되거나, 약물 치료, 심하게는 위밴드 수술도 감행하게 된다. 상황에 따라서는 이 모든 것이 필요할지도 모른다. 자신의 다이어트 의지를 내기 위해서 말이다. 단지 본인이 다이어트를 하고 달라지겠다는 의지를 내려는 방편으로 말이다.

모든 병과 마찬가지로 다이어트도 심하지 않을 때 할 수 있는 간단하고 단순한 방법으로 감량해나가야 한다. 그리고 지금 이 시

점이 바로 더는 악화되지 않은 상태이고, 당신이 다이어트를 해야
할 시간이다.

이것만은 꼭 기억합시다!

• 다이어트는 본인에게 가장 좋다. 몸의 환경을 더 건강하게 만들고 더
  아름답게 가꾸므로 자신이 제일 먼저 행복해진다. 또한 항상 자신을
  돌아보고 관리하기 때문에 스트레스를 잘 조절할 수 있어 여러 질병
  과도 멀어지게 된다.

• 다이어트는 간단하고 단순한 방법으로 감량해나가야 한다. 그리고
  지금 이 시점이 바로 더는 악화되지 않은 상태이고, 당신이 다이어트
  를 해야 할 시간이다.

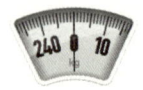

일체유심조와
다이어트

모든 것은 오로지 마음이 지어낸 다는 '일체유심조一切唯心造'라는 말이 있다. 정말 마음이 그 모든 것을 만들어 내는 것일까? 마음은 내가 받아들이는 만큼 현실로 나타난다. 스스로가 뚱뚱하니 살을 빼야 한다고 자신을 미워한 만큼 뚱뚱해진 현실과 부딪혀야 하고, 본인이 마음 편하게 현재의 상태를 받아들이고 편안하게 있으면 몸도 따라와 준다는 원리다.

일체유심조는 지금 본인의 모습을 받아들이고 편하게 있는 마음이다. 그런데 대부분의 사람이 그렇게 하지 못해 괴로워한다. 있는 그대로, 마음의 현주소대로 몸은 자꾸 살이 찌고 몸의 선을 흐트러뜨린다. 아주 태연하고 당연하다는 듯이 말이다.

살을 빼려는 마음도 좋고, 무언가 바꿔보려는 마음도 좋지만, 지금 본인의 모습을 사랑하고 인정하며 쓰다듬어주면서 대화를 시도하는 것이 중요하다. 그러면 자기 마음은 현실을 창조한다. 아주 사소하고 현실과는 동떨어진 듯하지만 한번 해보는 것은 어떨까? 모든 것은 마음이 지어내기 때문이다.

마음으로도 다이어트를 할 수 있다. 내가 원하는 몸을 미리 마음속으로 그리면서 이미 이루어진 것처럼 생각하는 것이다. 바로 '간절히 원하면 이루어진다.'라는 시크릿 법칙이다. 이 법칙은 다이어트뿐만 아니라 부와 성공에도 적용된다.

자신이 살아왔던 삶을 가만히 되돌아보자. 아마 이 법칙이 적용된 한두 가지는 어렵지 않게 떠오를 것이다. 아주 오래전부터 마음속으로 원하고 그렸던 소망이 어느 순간 이루어진 그런 것들 말이다. 내가 간절히 원하면 이루어진다는 것은 거꾸로 이야기해보면 내가 원하지 않은 것들은 오지 않는다는 것이다. 그러나 현실에서는 이와 반대로 나타나기도 한다. 원하는 것들이 나에게 오지 않고 원하지 않은 것들만 나에게 온다면 이건 어떻게 설명해야 할까?

그럴 때는 이렇게 생각해보자. 세상은 나만을 위해 존재하는 것이다. 하기 싫은 일 역시 나를 성장시키기 위한 존재다. 그러면 우리는 세상일을 경험하면서 자신을 성숙시켜 나갈 수 있다. 모든 일에는 긍정의 이유가 있듯이 주변에서 일어나는 일들을 통해 내가 무언가를 배우고 나 자신을 성장시키며 성숙하는 기회로 삼는 다면 괴로운 마음에서 한결 자유로울 수 있을 것이다.

몸을 다듬기를 원하고 살을 빼기를 원한다면 운동과 식단이 필요하고 실제로 운동에 시간을 할애해야 한다. 그리고 이미 그런 건강하고 멋진 몸을 만들었다고 생각하며 감사하는 마음을 갖는 것이다.

성실히 운동하고 식단을 지켜보자. 시간이 더디게 가는 것처럼 느껴져도 꾸준하고 묵묵하게 시도를 하면서 운동할 때는 운동하는 부위에 의식을 집중한다. 이렇게 하면 몸이 달라질 수밖에 없다. 세상의 모든 일은 이미 마음이 먼저 진행해나간다는 걸 알기에 이제는 이러한 마음의 힘이 그리 새삼스러울 것도 없다.

이것만은 꼭 기억합시다!

- 주위에서 일어나는 일들을 통해 내가 무언가를 배우고 본인을 성장시키며 성숙하는 기회로 삼는다면 괴로운 마음에서 한결 자유로울 수 있을 것이다.

- 몸을 다듬기를 원하고 살을 빼기를 원한다면 식단의 계획이 필요하고 운동을 해야 한다. 그리고 이미 건강하고 멋진 몸을 만들었다고 생각하며 감사하는 마음을 가져야 한다.

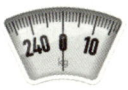

다이어트는 마음을
설득하는 작업이다

　　　　　　　　다이어트 트레이닝은 설득 작업
이다. 처음부터 극단적인 식단을 권하지 말아야 하고, 무리한 운동
도 시키지 말아야 한다. 사람마다 입맛도 다르고 체력도 다를 뿐
아니라 운동을 해온 상황까지도 모두 다르므로 똑같은 운동 강도
와 식단으로 시작하면 안 된다.

　음식을 많이 먹어야 하는 사람은 양이 많으면서도 칼로리가 낮
고 영양의 균형을 이루는 음식들로 식단을 짜야 한다. 이렇게 해
서 다이어트는 할 만한 일이라는 것을 몸소 체험해야 한다. 서서
히 효과가 나타나고 몸이 달라지면 지속할 의지도 생기고 건강해
지는 느낌을 받을 것이다.

그럼 이제 조금 더 진도를 나가면 된다. 나의 직업이 전문적인 모델도 아닌데 패션쇼에 서는 모델처럼 식사를 한다면 분명히 지치고 요요가 오기 쉽다. 그리고 갑자기 식사량을 확 줄이면 조금만 많이 먹어도 살이 찌게 되기 마련이므로 계속해서 적은 음식으로 식사량을 유지해야 한다.

이 부분은 모델이나 다이어트 전문가들도 가장 어렵게 생각하는 일이다. 당장 체중을 감소시키고 체지방을 빼기 위해서는 분명 식단에서 먹는 양을 극단적으로 줄이면 효과가 눈에 띄게 나타난다. 어쩔 때 보면 정말 '굶기가 가장 쉬웠어요!'다. 아무것도 먹기 싫은 유혹도 있다. 다이어트가 급하면 그럴 수도 있다. 하지만 끼니를 거르기보다는 두유 한 잔과 견과류 한 줌이라도 먹는 것이 좋다.

다이어트는 너무 많이 먹어도 너무 안 먹어도 문제다. 중도에서 균형을 이루도록 자신을 설득하고 꾸준히 해나가야 한다. 그렇다면 어떻게 자신을 설득시킬 것인가? 많이 먹어야 직성이 풀리는 사람들, 특히 음식이 꼭 맛있지 않아도 무조건 많이 먹어야만 잘 먹었다고 생각하는 사람은 굶지 않고 많이 먹어도 살을 뺄 수 있으니 '다이어트중이라도 충분히 먹을 수 있어!'라며 자신을 안심시켜야 한다.

식사는 흡수가 빠른 단당류 탄수화물보다는 복합 탄수화물을 섭취하자. 복합 탄수화물은 흡수가 느려서 혈당을 갑자기 올리지 않기 때문에 건강과 다이어트에 좋다. 통곡물 위주로 흰 쌀밥보다는 현미나 잡곡밥을 먹고, 감자보다는 식이섬유가 많은 고구마를 먹는다. 특히 고구마는 혈당지수를 높이지 않아서 좋다. 단호박과 밤도 좋다. 먹을 때는 기름에 튀겨서 칼로리를 높이지 말고 굽거나 찌는 방식을 선택한다.

그다음으로는 채소와 당도가 높지 않은 과일과 김 · 미역 등의 해조류를 먹고, 단백질 섭취를 충분히 해주기 위해서 오징어숙회나 살코기 위주의 등심 · 안심, 그리고 생선구이 등을 먹는다. 특히 단백질은 우리 몸을 구성하는 중요한 영양소이므로 우유 · 달걀 · 생선 · 콩 등의 식물성 단백질도 잊지 말고 번갈아 섭취하는 것이 좋다.

물을 자주 마시되 하루에 1.5~2ℓ(8~10잔) 정도를 강박적이지 않고 자연스럽게 섭취해주면 된다. 흔히 물은 많이 마셔야 된다고 강조되지만 무조건 좋은 것은 아니다. 물을 몸에 좋다고 너무 많이 마셔도 나트륨 농도가 떨어져 신체적 · 정신적 기능에 문제가 생긴다.

이렇게 서서히 자신의 마음을 달래가면서 당장 할 수 있는 작은 일부터 구체적으로 해보자. 그러면 어느 날 분명히 내가 원하고 꿈꾸었던 목적지에 다다르게 될 것이다.

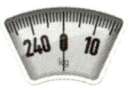

자신을 사랑하는 것이
다이어트보다 중요하다

다이어트는 자신을 사랑하는 하나의 수단일 뿐이지 목적은 아니라고 말하고 싶다. 그리고 선택이지 필수는 아니다. 날씬한 사람이 꼭 건강한 것만은 아니기 때문이다. 모델이나 운동선수가 항상 건강한 것도 아니다. 오히려 부상으로 재활치료에 여념이 없기도 하고 의외로 건강 상태는 일반인보다 부실할 수도 있다.

보기에는 조금 통통하고 약간은 과체중이라도 건강하고 자기 삶에 만족한다면, 거기다가 자신만의 건강법이 있고 적당한 운동을 꾸준히 한다면 바람직하다고 생각한다.

그러니 충분히 자신의 몸에 만족한다면 굳이 살을 빼야겠다며 자신을 고문하지 않는 것이 몸무게를 줄이는 것보다 더 행복할 것이다. 항상 마른 몸을 유지해야 하는 모델의 삶보다 더 풍요로울 수 있다. 항상 대회를 준비해야 하는 보디빌더보다 어떤 면에서는 더 자유로울 수 있다. 건강에 이상이 없고 보기에도 만족스러우며 본인이 행복하면 그만이다.

사람들이 삶에서 일하고 공부하는 근본적인 이유가 행복하기 위해서인 것처럼 몸을 만드는 일도 마찬가지다. 행복하고 만족하려고 몸을 만든다.

내가 나를 사랑하는 한 방법으로 다이어트가 있을 뿐이다. 오히려 과장된 몸매와 체중을 목표로 자신을 힘들게 고문하지 말아야 한다. 왜냐하면 나는 사랑받아야 할 사람이지 날씬해야 할 사람이 아니기 때문이다.

물론 마른 몸이나 예쁜 몸을 유지하기 위해서는 많은 노력이 필요하다. 그러나 한번 그 균형이 무너지면 다시 돌아가기가 쉽지 않다. 그래서 체중 감량을 돕는 트레이너로서 책임을 지지 못할 말은 하고 싶지 않다. 단지 다이어트를 하면서도 중도를 지켜 자신을 힘들게 하지 말아야 한다는 말을 하고 싶을 뿐이다.

평생 적정 체중을 유지하도록 좋은 습관을 들여 다이어트에 스트레스를 받지 않을 사람이 얼마나 있을까? 그러나 상식적으로 먹고 운동하면 누구나 충분히 가능한 일이다. 거기다가 대부분의 사람들은 모델처럼 마르지도, 보디빌더처럼 근육이 우람하지 않아도 되기 때문이다. 앞서 말했듯이 다이어트도 자신을 위하고 사랑하는 방편일 뿐 어떤 규격에 맞는 특정한 모습을 만드는 것이 절대적일 수는 없다.

무슨 행동을 하든지 자신에 대한 사랑이 동기가 되면 문제는 없을 것이다. 다이어트도 마찬가지다. 자신을 사랑하면 그 동기와 원인이 자연스럽게 올바른 결론을 내려줄 것이다.

이것만은 꼭 기억합시다!

• 본인을 사랑하는 한 방법으로 다이어트가 있을 뿐이다. 오히려 과장된 몸매와 체중을 목표로 자신을 힘들게 고문하지 말아야 한다. 우리는 사랑받아야 할 사람이지 날씬해야 할 사람이 아니다.

• 다이어트를 위해서는 많은 노력이 필요하지만 한번 그 균형이 무너지면 다시 돌아가기가 쉽지 않다. 그러므로 다이어트를 하면서도 중도를 지켜 자신을 힘들게 하지 말아야 한다.

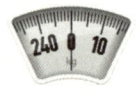

스트레스와 비만,
그리고 나의 마음

가끔 "다른 곳은 다 날씬한데 배만 나온다."라는 사람들의 하소연을 듣는다. 복부 비만의 원인은 바로 반복적인 만성 스트레스다. 스트레스를 받으면 스트레스 호르몬인 코르티솔cortisol이 분비되고, 코르티솔은 지방 세포의 형성을 촉진해 복부에 더 많은 지방을 저장하게 한다.

우리 몸은 스트레스가 발생하면 이러한 스트레스 상황을 극복하기 위해 에너지가 필요하게 되어 음식이 당긴다. 행복한 기분을 갖게 하는 세로토닌serotonin이 부족한 경우 식욕이 당긴다는 것과도 같은 맥락이다.

호르몬은 정신과 신체의 균형, 그리고 항상성을 유지하기 위해 신체에 정보를 전달하고 자극하는 화학물질이다. 특히 밤에는 멜라토닌melatonin이 분비되어 기분 좋은 수면을 유도하고, 이 호르몬의 영향을 받아 성장 호르몬이 분비된다. 성장 호르몬은 성장기와 청소년기에는 뼈 길이의 성장과 근육의 증가를 촉진한다. 55세까지도 생성되기 때문에 성인이 된 후에도 노화 지연과 건강한 몸을 만드는 데 중요한 호르몬이다.

호르몬의 흐름대로 하루 일과를 규칙적으로 지켜주는 것이 좋다. 단백질 합성과 지방 분해를 촉진하는 성장 호르몬은 밤 10시에서 새벽 2시경에 분비 작용이 가장 높다. 이때 숙면을 취하는 것이 좋다. 그러나 일과를 마치면 술과 함께 고칼로리의 안주를 먹으며 과식하기에 바쁘고, 술과 야식을 달고 사는 자신이 마음에 들지 않지만 운동할 생각은 없다면 어떻게 될까? 당연히 복부 비만을 부르게 된다.

몸의 현실에 맞게 주인이 최대한 대우를 해주어야, 몸도 그에 보답하는 대가를 보내준다. 잠자기 전에 무리한 운동을 해도 스트레스 호르몬인 코르티솔이 분비되어 숙면을 방해한다. 물론 스트레스도 몸이 살아남기 위한 자기방어 작용이므로 적당하다면 신체와 정신에 활력을 준다.

스트레스란 무엇인지 정면으로 바라보면 결국 이 역시 내가 만든 생각이라는 것을 알 수 있다. 스트레스는 어떤 실체가 아닌 정신적인 것이다. 똑같은 상황에서 어떤 사람은 기분이 나쁘고 스트레스를 받지만, 어떤 사람에게는 시큰둥하며 무관심하게 넘어갈 수도 있기 때문이다.

스트레스란 결국 마음이 만들어내는 창조물이라는 것을 기억해야 한다. 내가 만들고 일으키는 생각이며 감정이기 때문에 마치 몸을 단련하기 위해 때로는 혹독하게 트레이닝을 하는 것처럼 자신의 마음도 이렇게 단련을 해야 한다.

우선 본인이 사소하게 받는 스트레스부터 다시 살펴보는 것이다. '나는 무엇이 불편해서 이것을 스트레스로 받아들이게 되었을까?'라고 말이다. 예를 들어 인간관계의 문제에서 아무리 생각해도 상대방이 나빴지만, 오히려 그 상대방을 용서하지 못한 자신을 탓하는 사람이 많다. 이 경우 우선 '나는 충분히 스트레스를 받을 만했지.'라고 자신을 진정시켜 주어야 한다.

우리의 몸은 제때에 필요한 호르몬을 분비해서 균형을 잡을 수 있도록 해준다. 스트레스 상황에서도 내가 살아갈 수 있도록, 그리고 생명을 유지하기 위해서 신체가 균형을 잡을 수 있도록, 에너지가 필요하니 음식을 달라고 하는 것이다. 이를 무시할 필요도 없고 과식이나 폭식으로 자신을 극단적으로 몰고갈 필요도 없다.

만약 똑같은 상황이 다시 온다면 스트레스를 받을 수밖에 없는 자신의 나약함이나 너그럽지 못한 마음을 탓하지 말고 '나는 왜

이 상황에서 스트레스를 받을까?'라고 다시 한 번 자각해보는 것이다. 여러 가지 이유가 있을 것이다. 그 이유를 가지고 자신과 대화를 한다면 마음의 존재를 인정할 수 있다.

스트레스를 스트레스로 받아들인 최초의 본인의 마음이 있었던 것이다. 마음이 스트레스로 받아들이지 않으면 애초에 이 상황은 나에게서 생명을 틀지 않았을 수 있다. 스트레스로 생각한 최초의 씨앗이 움을 텄고 그것이 다시 본인의 마음이 주는 영양분을 먹고 자라나 어느덧 시간이 지나 엄청난 크기로 자라난 것이다. 병이 생기는 원리도 마찬가지다.

몸을 아름답게 하려면 근육 트레이닝이 필요하듯이 마음 역시 훈련이 필요하다. 스트레스 상황을 전부 무시할 수 없지만 스스로의 마음이 상황을 스트레스로 해석하고 있다는 것을 알면 훨씬 편안해진다. 스트레스가 생겨도 예전보다는 당황하지 않을 수 있다. '그래? 내가 또 스트레스를 받으려고 하는구나! 그래 조금만 기다려봐! 내가 받아야 할지, 받아들이지 말아야 할지 내가 좀더 생각해볼게!'라고 말이다.

먼저 자신과 대화를 시도해보는 것이 바로 마음의 트레이닝이다. 스트레스를 받는 상황에 당장 분노하거나 슬퍼하지 않고, 스트레스를 주는 사람에게 곧바로 쏘아붙이지도 말고 우선 자신과 대화하는 것이다. 그러면 신기하게도 새로운 시각으로 바라볼 수 있는 지혜가 생길 것이다.

그러면 그 지혜의 생각을 따르면 된다. 필요하다면 불같이 분노할 수도 있지만, 그 분노의 원인을 알고, 분노 역시 본인의 마음이 일으킨 것이라는 걸 알기 때문에 분노를 적절히 사용할 수도 있을 것이다. 물론 분노는 제일 먼저 자신을 다치게 하고 상대방에게 상처를 주지만, 분노 자체도 잠깐 쓰고 버리는 도구일 뿐이므로 크게 문제되지 않을 수도 있다. 상대방을 향한 애정을 가진 분노라면 더욱 그렇다.

이제 호르몬과 식욕, 그리고 비만의 관계로 다시 돌아가보자. 스스로의 마음이 스트레스 상황일 때, 몸은 이를 해결하기 위해 필요한 에너지를 얻고자 음식을 원한다. 그러나 마음은 스트레스를 스트레스로 여기지 않을 수 있다.

어떤 스트레스 상황에서도 자기가 마음먹기에 따라서 스트레스를 조절할 수 있다. 본인에게 스트레스를 준 상대방이 없어도 마음과 얼마든지 대화로 차근차근 풀어나갈 수 있어서 효율적이기까지 하다.

그러면 마음이 어느 정도 화를 누그러뜨리고 달랜 몸에서는 오히려 행복의 호르몬이 나올 수 있지 않을까? 스트레스는 본인의 마음을 더욱 단련하고 유연하게 만들 감사한 기회이니 말이다.

마음은 특정 호르몬을 나오도록 유도한다. 스스로가 호르몬에 이리저리 끌려다니는 존재가 아니라 호르몬을 만들 수 있는 존재인 것이다. 우리는 생각보다 훨씬 더 위대하고 자유롭다. 왜냐하면 마음먹기에 따라서 최악의 상황에서도 감사한 것들을 찾아내 소소한 행복을 느낄 수 있기 때문이다. 우리는 스스로의 마음을 요리조리 유연하게 제어할 수 있는 생각의 주인이다.

이것만은 꼭 기억합시다!

- 호르몬의 흐름대로 하루 일과를 규칙적으로 지키는 것이 좋다. 단백질 합성과 지방 분해를 촉진하는 성장 호르몬은 밤 10시~새벽 2시경에 분비 작용이 가장 높다. 이때 숙면을 취하는 것이 좋다.
- 마음은 특정 호르몬을 나오도록 유도한다. 스스로가 호르몬에 이리저리 이끌리는 존재가 아니라 호르몬을 만들 수 있는 존재인 것이다.

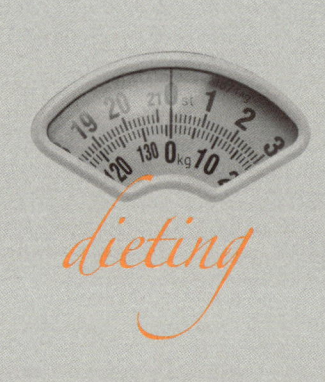

dieting

3

다이어트에 대해
우리가 알고 있던 것들의
허점

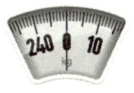

본인이 즐길 수 있는
다이어트법을 찾자

　　　　　　　　　다이어트를 결심했다면 가장 먼
저 해야 할 일은 무엇일까? 그것은 바로 지금까지의 자신을 돌아
보는 일이다. 살이 찔 수밖에 없던 생활 습관을 체크하고 어떻게
하면 현실적으로 살을 뺄 수 있을지 냉정하게 생각해보아야 한다.
책을 읽거나 전문가의 도움을 받는 것도 좋다. 실질적인 계획을
세우는 일은 번거롭거니와 생각의 통로를 빠져나오는 일도 어려
우므로 전문가의 생각을 과감하게 빌려보는 것이다.

　또한 다이어트를 결심하며 흔히 '몇 kg을 빼겠다.'라는 계획을
세우는데, 이러한 계획 자체가 실패를 부른다는 것이 다이어트의
함정이다. 왜냐하면 '몇 kg을 빼겠다.'라는 결심과 현실에서의 격

차가 항상 무겁게 따라오기 때문이다. 그리고 다이어트에 대한 자신의 입장을 버리지 못하고 본인의 다이어트 습관을 그대로 고수하기 때문이다.

다이어트 방식과 고정관념 또한 사람마다 다르지만, 그 생각을 쉽게 버리지 못한다는 점은 크게 다르지 않다. 사실 다이어트는 간단한 원리다. 평소보다 덜 먹고 운동하면 살이 빠진다는 것은 누구나 다 알고 있다. 그러나 '어떻게 운동하고 덜 먹을 것인가?'의 방법에서 풀어가야 할 것들은 거의 히말라야산맥처럼 높이 쌓여 있다.

항상 다이어트를 결심하고 나면 이러한 '어떻게?'라는 방법의 난관에 봉착한다. 그리고 심각하게, 또는 아주 비장하게 내일부터는 다이어트를 시작하겠다고 생각한다. 과연 무엇이 잘못되었을까?

우선 다이어트는 '자신을 억압하는 힘든 일'이라는 결론이 은연중에 있다는 점이다. 먹고 싶은 음식도 못 먹고 하기 싫은 운동을 힘들게 해야 한다는, 그래야만 살이 빠진다는 고정관념이 있다는 것을 발견할 수 있다. 물론 식사량를 제한하기는 하지만 본인이 힘들지 않은 방식이 있다면 그 방식을 따르면 된다.

운동도 마찬가지다. 너무 심한 운동은 활성산소를 발생시켜 노화를 촉진하기도 하고, 필요 이상의 무리한 운동은 스트레스와 근손실을 준다. 훈련되지 않은 상태에서 잘못된 자세로 운동을 시작하면 다칠 수도 있다. 운동은 자신에게 맞는 중량으로 적당량만

해도 효과가 나타난다.

그렇지만 그 적당량이 어느 정도인가를 찾아내는 것도 개인마다 다르다. 예를 들어 평소에는 걷거나 운동 자체를 하지 않는 사람이었다면, 하루에 20~30분 정도를 걷는 것만으로도 운동 효과는 나타난다.

평소에 1시간을 꾸준히 걷거나 일주일에 한 번 정도는 등산을 한 사람이라면, 약간의 웨이트 트레이닝을 주 2~3회 하루 20분 정도만 투자해도 몸은 달라진다. 이렇게 자신의 현재 상황을 냉정하게 살펴보고 차츰차츰 변화시킬 수 있는 방식을 찾아보는 것이 좋다.

다이어트를 하겠다고 결심한 오늘, 완벽하게 다이어트에 성공하는 방법은 무엇일까? 그것은 바로 본인이 가장 잘 즐길 수 있는 방식을 찾아야 한다. 그동안의 고정관념을 과감히 버리는 일부터 시작해보는 것이다. 지금껏 해왔던 다이어트 방식은 어쩌면 자신에게 맞지 않는 방법이었을 수도 있다.

왜냐하면 그 방식이 맞았다면 오늘 다이어트에 대한 고민을 하지 않을 테니까 말이다. 또한 그 다이어트에 성공했다면 당신은 지금 헐렁해진 바지와 스커트, 어깨가 넓어져 더이상 입기에는 옷맵시가 나지 않는 블라우스 등 예전의 옷들을 정리하고 있을 것이니 말이다.

그렇다면 이제까지 고집했던 다이어트 방식을 던져버리고, 스스로 즐길 수 있고 행복한 휴머니즘적인 다이어트를 시도하는 것이다. 그것은 다음의 2가지로 말할 수 있다. 먹을 수 있는 다이어트여야 한다. 그리고 운동은 힘들지 않아야 한다.

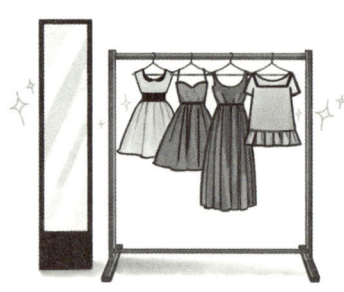

이것만은 꼭 기억합시다!

• 완벽하게 다이어트에 성공하는 방법은 그동안의 고정관념을 과감히 버리는 일부터 시작하는 것이다. 지금껏 해왔던 다이어트 방식은 어쩌면 자신에게 맞지 않는 방법이었을 수도 있기 때문이다.

• 휴머니즘적인 다이어트는 2가지로 말할 수 있다. 먹을 수 있는 다이어트여야 하고, 운동은 힘들지 않아야 한다.

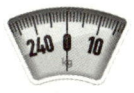

미용체중에 숨겨진
불편한 진실

'미용체중'이라는 말이 있다. 표준체중보다 7~10kg이 적은 몸무게라고 한다. 표준체중도 버거운데 미용체중까지 만들려면 심리적인 문제나 섭식장애까지도 일으킬 수 있다.

가만히 생각해보면 45~48kg이라는 무게 자체는 근육으로 구성된 무게든 근육이 조금 부족한 무게든, 많이 나가는 체중은 아니다. 당연히 근육 비율이 높으면 더 멋지겠지만 체지방률이 좀 높아도 날씬해서 옷태가 나는 체중일 수밖에 없다. 그렇다고 39kg대는 너무 말라 보인다.

그러나 45~48kg을 유지하기 위해서 굶기를 밥 먹듯이 한다면

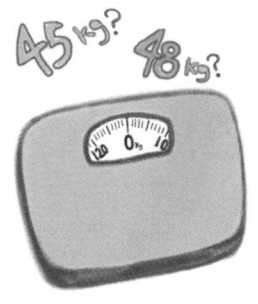

과연 이 체중을 유지하기 위해 노력한 것에 비해서 나는 행복하다고 할 수 있겠는가? 차라리 체중이 조금 더 나가도 체지방 비율이 낮고 근육질이어서 탄탄하다면, 약간 풍만해 보이는 이 모습도 역시 아름다워 보일 것이다. 너무 마르려고 안간힘을 쓰는 것보다는 차라리 적절히 잘 먹고 즐기며 체중을 유지하는 것도 방법 중의 하나다.

누가 48kg만이 아름답다고 할 수 있겠는가? 보는 사람마다 미의 기준이 다르고 체중도 자신의 선택일 뿐이다. 어느 정도 식사법에서 자신감이 붙었고 운동도 열심히 한다면 그때는 체중계를 던져버리고 체중으로부터 자유로워져도 된다고 생각한다.

그리고 그때가 되면 스스로가 눈과 거울로도 체중을 잴 수 있을 뿐만 아니라, 서서히 근육을 올리고 체지방을 빼나갈 수 있다. 물론 이러한 단순한 일이 하루 전체를 신경 써야 할 때도 있지만 차츰 시간을 적게 들이고도 할 수 있게 될 것이다. 모든 일이 한술에 배부를 수 없듯이 말이다.

한 연예인이 TV에 나와 "어떻게 이런 몸매를 유지하냐?"는 질문에 "죽지 않을 만큼만 먹고 죽을 만큼 운동한다."라고 대답했다고 한다. "저는 아무리 먹어도 살이 안 쪄요!"라고 말하는 것보다는 솔직하게 말해 좋았다. 하지만 일반인들이 연예인을 따라 하면서 누구나 그런 이상적인 체중을 만들기 위해 너무나 고생하고 있는 것 같다.

무리해서 운동하는 대신 적당한 운동을 하면서도 같은 양의 체지방을 뺄 수 있다면 당연히 그 방법이 좋다고 생각한다. 물론 식사도 조금 더 많은 분량을 맛있게 먹을 수 있다면 그 방법을 시도하면서 말이다.

개인지도 수강생이 "똑같은 3개월이라는 기간 동안 지옥의 운동을 하고 닭가슴살과 방울토마토만 먹으며, 머리카락 빠지면서 뺀 살이 트레이너 님과 운동하면서 뺀 살과 같다."고 나에게 말한 적이 있다.

다이어트는 어느 특정한 영역의 문제가 아니다. 그렇기 때문에 전체적인 코칭으로 다가가야 한다. 평소의 운동과 식습관, 그리고 심리까지 종합적으로 분석해야 보다 고통스럽지 않게 성공할 수 있다.

이제는 예전처럼 45~48kg만 강조하지 않는다. 50kg대, 심지어는 60kg대일지라도 몸도 자신의 키와 근육량에 따르는 쪽이 오히려 더 아름다워 보인다.

호감도 역시 더 높아지는 추세다. 무조건 낮은 체중만이 아름답다고 평가하지 않는 시대가 되었다. 그만큼 구시대적 사고를 가지고 시대에 뒤쳐지게 자신의 체중만으로 자신을 평가하며 괴로워할 필요가 없다.

체중은 미용체중 못지않게 적게 나가지만, 처진 엉덩이와 볼록 나온 배 때문에 음식도 제대로 즐기지 못하고 남몰래 고민만 하는 사람도 의외로 많다. 이제 체중 그 자체로 몸의 아름다움과 건강을 평가하지는 않는다.

이것만은 꼭 기억합시다!

- 체중도 자신의 선택일 뿐이다. 어느 정도 식사법에서 자신감이 붙었고 운동도 열심히 한다면 그때는 체중계를 던져버리고 체중으로부터 자유로워져도 된다.
- 다이어트는 어느 특정한 영역의 문제가 아니다. 그렇기 때문에 전체적인 코칭으로 다가가야 한다. 평소의 운동과 식습관, 그리고 심리까지 종합적으로 분석해야 성공할 수 있다.

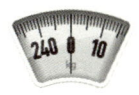

다이어트,
자기 주도가 중요하다

우리는 왜 자꾸 뺄 살이 있다고 생각할까? 그 이유는 몸이 지금보다 더욱 발전할 수 있다는 걸 무의식적으로 알고 있기 때문이다. 체력도 그렇다. 체지방은 더욱 빠지면서 근육은 더욱 올라갈 수 있는 몸의 가능성 때문에 자꾸자꾸 본인의 몸은 뺄 살이 있다고 느껴진다.

오로지 하나뿐인 자신의 몸이 지금보다 좋아질 수 있다는 것은 새삼 감사한 일이다. 때로는 '이렇게 꼭 살을 빼야 하나?' '꼭 체지방을 감량해야 하나?'라고 몸 관리에 스트레스를 받고 회의적일 때도 있다. 하지만 하루에 20분씩이라도 운동하고 몸을 돌보면, 몸이 이에 보답하듯이 계속 발전하고 더욱 의욕이 생긴다. 지금보다 더 나아지고 싶어진다.

이러한 다이어트 과정이 재미있고 즐거운 일이면 나는 끝없이 롤모델을 향해 달려갈 수 있을 것이다. 그러나 이러한 일이 나에게는 스트레스가 될 뿐만 아니라 지금까지 이룬 것도 만족하고 행복하다면, 그러면서도 운동과 식사를 건강하게 잘하고 있다면 문제가 안 된다.

그냥 현재보다 체지방률을 조금 더 낮추고 근육량을 유지하거나 근육량을 조금씩 늘려간다면 다이어트 목표를 성취한 것이다. 물론 이 정도를 유지하는 것도 노력이 필요하지만 말이다.

사람에 따라 다이어트의 목표와 목적이 다르다. 본인만 행복할 수 있다면 어느 방법을 선택해도 괜찮다. 우리의 몸은 더욱 발전할 수 있고, 이 모든 상황을 선택할 수 있는 선택의 주인은 바로 자신이기 때문이다.

본인의 행복을 위해 기준을 정하고 스스로가 원하는 선택을 해서 조금씩 좋아지면 그만이다. 자꾸 뺄 살이 있는 것도 좋고, 지금까지 뺀 살을 유지하는 것도 좋다.

스스로가 다이어트의 주도권을 잡는 것이 중요하다. 타인의 평가와 사회가 부여한 공통 상념에 끌려다니다 보면 다이어트는 어느덧 주눅이 들기 마련이고, 목적을 잃은 배처럼 이리저리 넓은 바다에서 갈피를 잡지 못하고 떠돌 것이다.

남이 아닌 본인이 여행지를 정해야 바다를 여행하는 과정도 즐기고 원하던 여행의 목적지에서 이국적인 음식을 맛보며 춤과 휴식과 낭만을 즐길 수 있게 된다. 이처럼 누가 뭐라해도 다이어트는 본인의 판단과 주도권 아래에 있어야 한다.

'전보다 날씬해졌다.'는 것이 기분 좋은 일임은 당연하다. 어느 정도는 먹을 수 있으면서도 날씬하다면 더 행복할 것이다. 지금도 몸이 좋은데 시간이 갈수록 더 발전한다면 이제는 몸이 좋아지는 재미로 살지도 모른다. 이 정도로 자신의 몸에 관심을 가지며 관리를 한다면 "연예인처럼 멋진 몸매"는 더이상 낯선 칭찬이 아닐 것이다.

다이어트를 하는 사람은 보통 하루에 몸을 관리하면서 먹는 음식의 분량을 자신의 기초대사량 전후로 잡는다. 매일 이렇게까지 자신의 식단에 신경을 쓰고 관리를 하면 몸은 더 좋아지고 음식의 종류도 몸에 좋은 것으로 고르게 되므로 건강해질 수밖에 없다. 당연히 당뇨에 걸릴 가능성도 적어진다. 염분도 줄이기 때문에 고혈압과 심장 질환에 걸릴 가능성을 줄일 수 있다. 그러나 이렇게까지 힘들게 관리를 하면서도 스트레스에 휩싸여 있다면 아무 이득이 안 된다.

스트레스는 만병의 근원이다. 아무리 몸을 위해 좋은 것들을 해주고 관리를 해도 결국 자신이 스트레스 받는다면 무엇을 위한 관리인지 생각해보아야 한다. 조금은 힘들지만 이렇게 노력하고, 귀찮더라도 매일 식단을 기록하고, 운동하며 자신을 관리하는 일이 자신을 대우해주는 즐거운 일이 되어야 한다.

이것만은 꼭 기억합시다!

- 스스로가 체중 감량의 주도권을 잡는 것이 무엇보다 중요하다. 타인의 평가에 끌려 다니다 보면 다이어트는 갈피를 잡지 못하고 떠돌 것이다.

- 힘들게 관리를 하면서도 스트레스에 휩싸여 있다면 아무 이득이 안 된다. 운동하며 자신을 관리하는 일이 스스로를 귀하게 대우해주는 즐거운 일이 되어야 한다.

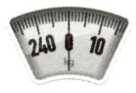

사소한 선택이 모여
다이어트를 이룬다

어렸을 때 맛있는 음식에 놀라고 흥분하고 음식을 탐닉했다면 단순히 음식이 좋아서 먹고 또 먹었을 뿐이다. 어렸을 때는 누구나 절제할 수 있는 힘이 부족하니까 크게 문제는 없고 자연스러운 일이다. 그러나 성인이 되어서도 음식을 절제하지 못하고 몸이 흐트러질 정도로 식탐에 집중한다면 문제는 2가지뿐이다.

우선은 생각 없이 먹었던 요즘의 음식들 대부분이 고칼로리에 영양은 없는 먹거리인 탓이다. 그리고 다른 한 가지는 이러한 악조건 속에서 엎친 데 덮친 격으로 위로가 필요한 나의 불만족스러운 마음 때문에 자꾸 먹으면서 위안을 얻는 것이다. 좋아하는 음식들이 고칼로리 정크푸드라면 상황은 더욱 심각해진다.

힘들 때 가장 쉽게 만족감을 줄 수 있는 것은 바로 음식이다. 예쁘고 달콤한 음식들은 휴식을 가져다주기도 한다. 바쁜 일상 속에 잠시 시간을 낼 수 있는 따뜻한 커피 한 잔의 의미가 바로 이러한 휴식과 행복인 것처럼 말이다. 하루 3번의 식사 시간은 이렇게 휴식이 된다. 그리고 가끔 먹을 수 있는 간식도 즐거움이 된다.

음식을 찾을 수 있다는 것도 에너지가 있다는 증거이고, 삶에 대한 뜨거운 열정이 있다는 뜻이다. 그런데 똑같이 이러한 휴식과 에너지 충전을 위해 식사를 하더라도, 입맛에 따라 정크푸드 스타일의 식사를 많이 하는 사람과 간단한 한식 위주로 소박하게 식사를 한 사람의 결과는 엄청나게 달라진다.

이러한 참혹한 결과는 단순히 요즘의 정크푸드성 음식 때문일까? 꼭 그렇지만은 않다. 어차피 지금의 음식 환경을 신석기시대처럼 되돌린다는 것은 불가능하다. 그러므로 이제는 나의 하루에 먹는 음식에 대한 선택에 대해서 신중하게 생각해야 한다.

스스로 신석기시대처럼 음식을 선택해서 먹는 일밖에 다른 방법은 없다. 아니, 신석기시대까지 갈 필요도 없다. 100년 전까지만 거슬러가도 좋을 것이다. 사람이 살아가면서 마음이 조금 우울할 때도 있다. 그때는 마음의 중심을 잡고 내가 빠져 있는 생각에서 벗어나 음식의 종류를 선택해서 먹으며 자신을 아껴주어야 한다.

지금 기분 나쁘다고 당장 돈가스 정식 1인분에 팥빙수 하나, 콜라 한 잔을 마시고, 생크림 케이크 한 조각으로 후식까지 챙긴다면 몸은 어떻게 되겠는가? 마음이 지금 우울하고 기분이 몹시 상해있기 때문에 음식으로 풀 것인가? 아니면 현재 좋지 않은 상황이라 해도 스스로의 몸과 마음을 사랑하면서 건강을 지키고 다듬어나갈 것인가? 지금의 선택으로 미래의 몸이 달라질 것이다. 하루에 한 번 간식을 먹는 일까지도 잘 선택해서 자신을 도와주어야 한다.

특별한 비법은 없다. 다이어트는 아주 사소한 방법이 있을 뿐이다. 단 한 번의 사소한 선택이 모여서 다이어트가 이루어진다. 이렇게 오늘 하루만의 다이어트가 쌓이면 몸은 달라진다. 식단을 기록해보고 운동 한 가지라도 한다면, 지금보다 훨씬 건강해지고 행복해질 것이다.

이것만은 꼭 기억합시다!

- 정크푸드에 둘러싸인 시대에 사는 우리는 스스로가 몸에 좋은 음식을 선택해 먹어야 한다. 마음의 중심을 잡고 음식의 종류를 선별해서 먹으며 자신을 아껴주어야 한다.
- 다이어트에 특별한 비법은 없다. 사소한 방법이 있을 뿐이다. 단 한 번의 사소한 선택이 모여서 다이어트가 이루어진다. 하루하루의 다이어트가 쌓이면 자연히 몸은 달라진다.

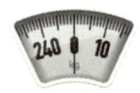

다이어트,
본인의 선택이 진실이다

　　'1일 1식' '간헐적 단식' 등이 화제
가 되었을 때 나는 이러한 이슈를 긍정적으로 보았다. 왜냐하면 간
혹 먹는 즐거움을 중시하는 몇몇 사람들이 음식을 적절히 절제하
는 이들에게 알게 모르게 스트레스를 주던 행동을 바로잡을 수 있
는 기회였기 때문이다. "아니! 하루에 한 끼라니!" 하면서 놀라거나,
하루 세끼를 적절히 소식하는 사람들을 유난 떤다는 눈으로 바라
보던 그간의 시각이 조금은 달라질 것이라고 생각한다.

　　아주 과체중이나 고도 비만이 아닌 상태에서 음식을 충분히 즐
기고도 에너지가 넘치고 몸이 건강하다면, 약간은 통통해도 좋다
고 생각한다. 꼭 황금비율을 자랑하는 모델 같은 몸매만이 건강한

것은 아니기 때문이다. 물론 건강하면서도 모델처럼 비율이 좋다면, 거기다가 패션이나 방송과는 관련이 없는 일반인이 그렇다면 더욱 매력적이긴 할 것이다.

요즘은 나올 만한 다이어트 이론은 다 나와서 온갖 주장이 공존하는 것 같다. 그리고 전 세계적으로 과학적인 다이어트 이론이 올바르게 자리 잡는 추세다.

이제는 다이어트 방법을 선택할 때 자신이 실천하기 알맞은 방식을 자유롭게 선택할 수 있게 되었다. 남보다 덜 소식해도 좋고 조금 더 먹어도 좋다. 그 누구도 부인할 수 없는 다이어트의 공통분모만 지키면 된다. 몸에 좋지 않은 정크푸드와 가공된 음식, 그리고 해로운 첨가물이 있는 음식을 피하고, 맵고 짠 것을 피해 자연에서 난 신선한 재료로 만든 음식을 적당히 먹으면 자연스럽게 살이 빠지게 된다. 가끔 인스턴트와 정크푸드를 먹을 수도 있지만 그때는 아주 조금만 먹으면 된다.

지구에서 나는 모든 음식을 자유롭게 선택해서 건강하고 행복하게 먹으면 그만이다. 1일 1식을 하겠다고 스트레스를 받으며 굶을 것도 없고 간헐적 단식을 하다가 다음 날 너무 많은 양의 음식을 먹고 몸에 무리를 주는 행동을 할 필요도 없다. 단지 무엇을 먹고 싶은지 몸의 언어를 잘 알아들으면 된다. 몸은 자신이 필요로

하는 성분의 음식을 당기게 한다.

이러한 몸의 언어에 익숙해질 때까지는 꽤 많은 시간과 노력이 걸릴 것이다. 그러나 본인의 몸을 사랑해주고 음식을 먹을 때, 절실하고 감사한 마음으로 마치 세상에 단 한 번 남은 식사 기회인 것처럼 세끼를 먹는다면, 함부로 음식 메뉴를 선택하지도 않을 것이고 적어도 인스턴트나 탄수화물, 지방으로 범벅된 음식을 선택하지 않을 것이다.

본인의 건강은 본인의 선택에 달린 시대다. 하루하루의 선택들이 쌓여서 몸의 라인을 만들어 가듯이 오늘 하루의 사소한 선택은 미래에 엄청난 영향을 줄 수도 있다. 어쩌면 이 사소한 선택 하나가 생사의 결정적인 역할을 할 수도 있는 것이다.

건강한 다이어트를 위해서는 본인에게 맞는 가장 현실적인 방법을 선택하는 것이 가장 좋다. 개인적으로 나는 음식을 먹는 것을 좋아하고 너무 마른 몸은 선호하지 않아서 근육이 적당히 있으면서도 슬림한 몸을 이상적으로 보고 있다. 그래서 1일 1식은 해오지도 않았고 아마 할 수도 없을 것이다.

그러나 가끔은 자연스럽게 간헐적인 단식을 해왔다는 것을 알았다. 예를 들면 회식이나 파티가 있었던 다음 날은 위를 쉬어 주거나 과일 등으로 가볍게 먹어온 것이다. 모두가 나쁘다고 말하던 편식도 이제는 기를 쓰고 좋은 음식으로 편식하라는 주장으로 바뀌었고, 어떻게 보면 불규칙한 식사법이 될 수도 있는 간헐적 단식이 체지방 분해에 더 효과적이라는 연구 결과도 나왔다.

그렇다면 다이어트의 진실은 무엇일까? 본인의 선택이 진실이다. 모두가 공통적으로 말하는 나쁜 음식과 과도한 양의 식사를 피하는 방식이라면, 평소에는 소식하되 가끔 먹고 싶은 음식을 적당히 먹으며 때로는 위를 쉬어 주는 방식이 좋을 것이다.

이제 어떻게 해야 할까? 몸매를 예쁘게 만들고 싶고, 건강하고 더욱 젊은 모습으로 오래 살고 싶다면 1일 1식을 해야 할까? 혹은 간헐적인 단식을 해야 할까?

내가 스트레스 받지 않고 행복하다면, 거기다가 몸에 무리가 안 가고 몸이 더욱 좋아졌다면 1일 1식이든 간헐적 단식이든 해도 좋다. 하지만 본인의 몸은 1일 1식을 거부하고 이에 대한 스트레스를 호소하는데 남들이 좋다고 한다고 무조건 따라 한다면, 과연 그것이 좋은 방법인지 의문스럽다. 또는 그냥 1일 1식이 편할 수도 있고, 우연히 거의 이런 방식으로 식생활을 해왔을지도 모른다. 이런 방식이 생활의 일부가 되었고 건강하다면 문제가 없다.

이제는 이러한 다이어트의 공통분모 속에서 자기만의 방법을 찾아야 한다. 모든 이론과 주장은 본인을 위해서 존재한다. 그리고 모든 이론과 주장은 본인이 받아들여야만 온전히 자기 것이 된다. 이를 참고해서 즐겁고 행복하게 먹고 운동하면서 하루하루가 지나면 어느 순간 몸은 지금보다 더 아름다워질 것이다.

　하루아침에 되는 일은 아니겠지만 다이어트는 분명히 실패라는 과정이 포함되어 있다. 실패하는 순간도 앞으로 나아가고 있는 중이다. 그러니 멈추지 말고 계속해야 한다. 실패를 했다는 것 자체가 성공으로 나아가고 있다는 증거가 되기 때문이다.

이것만은 꼭 기억합시다!

- 다이어트 방법을 선택할 때 자신이 실천하기 적당한 방식을 자유롭게 선택하되, 나쁜 음식과 과도한 양의 식사를 피하는 기본 규칙만 지켜주면 된다.
- 다이어트 속에는 분명히 실패라는 과정이 포함되어 있다. 실패하는 순간도 더 나은 방향으로 나아가고 있는 중이다. 그러니 멈추지 말고 계속해야 한다.

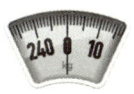

과학과 상식을
기반으로 하자

　　　　　　　　다이어트를 하는 이유는 무엇일까? 사람마다 그 목표와 목적이 다르지만 대략 '아름다워지고 싶다.'거나 '몸매보다는 건강해지고 싶다.'는 이유가 있을 것이다.

예뻐지고 건강해지고 싶은 이유 외에도 체력이 향상되기를 바라는 것도 있고, 눈에 확 들어올 정도로 마음에 드는 예쁜 옷을 사이즈에 상관없이 입어보는 자유로움을 누리고 싶을 수도 있다. 이러한 이유를 바탕으로 이성이나 배우자에게 더 매력적인 존재가되고 싶은 바람도 있을 것이다.

좋아하는 사람에게 잘 보이기 위해 더 아름다워지고 싶다든가, 좀더 완벽한 모습으로 결혼식을 하고 싶은 이유도 있을 것이다. 또한 사회생활을 하면서 직장에서 내면의 실력뿐 아니라, 자기관리도 잘한다는 평가를 듣는 경쟁력 있는 사람이 되기를 원할 수도 있다.

다이어트에는 사실 잃는 것보다는 얻는 것들이 더 많다. 주변의 인간관계에서도 자신감을 가질 수 있고, 자존감이 높아져 사람들과 덜 부대낄 수도 있고, 남을 이해하는 마음이 더 넓어질 수도 있을 것이다. 자신의 일을 하면서도 스스로가 더 매력적인 사람이 된 것 같아서 자신감도 향상된다. 일 자체의 능률이 좋아지고 더 많은 경제적인 수익이 발생할 수도 있다. 더군다나 성인병 등 비만과 관련된 질병의 발병률이 다이어트 전보다 현저히 낮아지므로 보다 건강하게 수명도 연장될 것이다.

다이어트를 하며 주의해야 할 사항은 무엇일까? 바로 식습관과 운동 습관, 그리고 자신의 마음을 종합적으로 돌아보아야 하는 것이다. 아무리 운동만 열심히 해도 식습관에서 바로잡아주지 않는다면 변화가 일어나지 않는다. 또한 아무리 식습관을 잘 가져도 운동이 따라와주지 않는다면 몸의 라인은 더디게만 변해갈 것이다.

식단과 운동뿐만 아니라 내가 왜 음식에 집착하고 왜 나의 몸에 무감각한지 나 자신에 대한 관심을 가지도록 돕는 그런 심리적인 부분도 어루만져야 할 것이다. 다이어트로 인해서 얻을 수 있는 것은 생각보다 많다. 물질적인 것뿐만 아니라 심리적이고 정신적인 부분까지 참으로 다양하다.

그러나 알면서도 안 되는 게 인생이다. 노력이라는 대가를 치러야 하기 때문이다. 어떤 사람은 다이어트를 거의 자신을 학대하는 수준으로 하기도 한다. 어렵게 자신의 방법으로 체중 감량에 성공했다 해도 요요가 오거나 예전보다 더욱 살찌는 체질이 되어버리기 쉽다. 몸은 잘못된 방식에 대해 더욱 혹독한 대가를 치르기 때문이다.

이제는 올바른 노력이 필요하다. 합리적이고 상식적이며 수많은 다이어트법이 가장 공통적으로 말하고 있는 기본을 지켜야 한다. 자연에서 난 좋은 음식과 적당한 운동, 긍정적인 마음가짐으로 보다 섬세하게 진행해나가면 된다.

과학과 상식을 기반으로 한 다이어트는 이제 어떤 한 개인의 것이 아니라 인류의 공통 자산이다. 누구든지 원한다면 올바른 방식으로 자신의 몸을 변화시켜 나갈 수 있게 되었다.

이것만은 꼭 기억합시다!

- 식습관과 운동 습관, 그리고 자신의 마음을 종합적으로 돌아보는 것을 잊지 말아야 한다. 아무리 운동을 열심히 해도 식습관에서 바로잡지 않는다면 변화가 일어나지 않는다.
- 합리적이고 상식적인 다이어트의 기본을 지켜야 한다. 자연에서 얻은 좋은 음식과 적당한 운동, 긍정적인 마음가짐으로 보다 섬세하게 진행해나가면 된다.

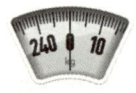

다이어트에 대한
대표적인 선입견

        다이어트에 대한 사회 전반에 걸친 선입견이 몇 가지 있다. 첫 번째 선입견은 운동을 많이 해야 살이 빠진다는 것이다. 물론 운동을 하면 좋지만 하루의 식단과 개인마다의 체력, 직업적인 상황을 고려해야 한다. 예를 들면 육체 노동을 많이 하는 사람이 육체 노동도 힘든데 중량 운동을 매일 1시간 이상 하고 유산소 운동까지 30분을 뛴다면 무리가 된다. 이런 사람들은 가볍게 스트레칭을 해주고 술과 야식을 피하고 충분한 수면을 취하는 것만으로도 몸 관리를 할 수 있다.

    물론 개인의 체력 상황마다 다르다. 지금까지 잘 훈련된 사람은 알맞은 운동량이 되겠지만 온종일 앉아서 공부만 하는 학생이나

20~30대 또는 직장인이라면 하루 1시간의 운동을 주 3회 정도로만 꾸준히 해도 체중 감량에 효과적이다.

두 번째 선입견은 다이어트 할 때는 먹으면 안 된다는 생각이다. 아직도 많은 사람들이 다이어트를 하려면 무조건 먹지 말아야 한다고 생각한다. 물론 과도하게 먹으면 어떤 음식이든지 살이 찔 수밖에 없지만, 영양을 고려해서 잘 짠 식단이라면 의외로 양질의 음식을 풍성하게 먹으면서도 체지방을 줄일 수 있다.

세 번째 선입견은 다이어트는 성공하기 너무 어려워서 도전하는 것 자체를 어렵다고 생각하는 것이다. 그래서 지레 포기하거나 자꾸 다음으로 미루게 된다. 잘 생각해보면 어떤 분야든 어떤 일이든 정보와 노하우가 있다. 그 방식을 공유하고 자신의 것으로 만들면 된다. 다이어트에 실패하는 이유는 이런 선입견들이 자꾸 방해하기 때문이다.

어떤 프로젝트든 성공으로 이끌려면 작전을 잘 짜야 한다. 그리고 용기를 가져야 하며 성공하겠다는 굳은 의지도 필요하다. 다이어트는 이러한 선입견만 버려도 충분히 이길 수 있는 게임이다. 생각보다 쉬운 것이 다이어트일 수도 있지만 이러한 선입견 때문에 너무나 구불구불하게 멀리 돌아가고 있는 것도 다이어트다.

또 다른 가장 대표적인 선입견은 다이어트에 대한 도전 자체를 어렵게 만드는 '나잇살'이다. B라는 40대 여성이 있다. 그녀는 화려한 20대와 30대를 살았다. 배우처럼 날씬하고 옷맵시도 좋아 주위의 친구들이 부러워했다. 사랑스럽고 예쁜 원피스도 몸매 걱정 없이 즐겨 입었다. 그러나 하루가 다르게 늘어나는 뱃살을 '나잇살이려니!' 하고 살아간 결과, 이제는 아직 결혼도 안 했는데 누가 보아도 아이를 여럿 키운 주부처럼 보였다.

과연 나잇살이란 정말로 타당한 말일까? 나이가 들면서 근육이 감소하고, 청년 때보다 많은 식사량에 비해 활동량은 줄어든다는 것으로 보면 당연히 나잇살이 있기 마련이다.

근육이 감소하면서 기초대사량이 줄어드는데, 식사량은 많으면서 활동량이 줄어든다면 당연히 살이 찌기 마련이다. 그러므로 엄밀히 말해 나잇살이란 원래 있는 것이 아니라 개인이 만드는 것이다. 하지만 사회 공통적인 상념과 선입관은 나이가 들면 나잇살이 찌기 마련이니 이것은 어쩔 수 없는 일이라고 생각해버린다.

B는 이제 미용뿐만이 아니라 약해진 체력을 보완하고 성인병을 치료하기 위해서 운동을 시작했다. 자신의 식생활도 돌아보았다. 획기적인 체중 감량법보다는 안정적이고 꾸준한 감량과 하루의 식사를 무시하지 않고 즐길 수 있는 방식을 선택했다. 그 결과 체지방을 감량은 물론이고 나이보다 젊어 보이며 자신감도 많이 회복했다. 당뇨도 많이 호전되었다.

물론 누구나 체중 감량을 해야 하는 건 아니다. 그러나 누구나 자신의 몸을 건강하게 가꾸고 돌봐야 한다. 비만인 사람을 나쁘게 평가하고 책임을 묻는 것도 아니다. 다이어트는 남성보다는 여성에게 더 필요한 것도 아니고 20대 여성만의 전유물도 아니다. 노인은 다이어트가 더는 필요 없다는 생각 또한 다이어트에 대한 선입견이다.

비만은 남녀노소를 가리지 않고 발생하며 남녀노소에 따라 다이어트하는 방식이 다르다. 그러나 다이어트 산업은 20대 여성이나 30~40대의 출산 후 여성에게 맞춰진 느낌이 들 때가 많다.

내가 인생의 어느 지점에 서 있든, 20대이든 40대이든 그 이후이든 중요한 것은 현재의 자신이다. 그리고 더 중요한 건 현재의 비만을 벗어나는 것이다.

이것만은 꼭 기억합시다!

- 다이어트에 대한 대표적인 선입견으로는 '운동을 많이 해야 살이 빠진다.' '다이어트 할 때는 먹으면 안 된다.' '다이어트는 어렵고 힘들다.' 등이 있다.
- 다이어트에 실패하는 이유는 잘못된 선입견들이 자꾸 방해하기 때문이다. 생각보다 쉬운 것이 다이어트일 수도 있지만 선입견 때문에 너무나 구불구불하게 멀리 돌아가고 있는 것도 다이어트다.

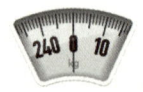

숫자 자체는
중요하지 않다

다이어트에서 숫자란 때로는 다
이어트를 더 복잡하게 생각하게 되는 원인이 되기도 한다. 체성분
검사를 통해 자신의 표준체중과 표준 체지방률을 알고 내가 먹는
음식의 칼로리만 이해해도 되는데 말이다.

어차피 온갖 계산법을 다 알고 모든 수치를 외운다 해도 그 숫
자 자체가 살을 빼는 데 도움이 되지 못한다. 숫자에 약한 사람일
수록 아예 숫자에 질려버리거나, 완벽을 추구하는 성격일수록 더
욱 숫자를 따지려 이상과 현실의 간극을 느끼고 다이어트에 무
관심해지기도 한다.

체성분 검사는 자신이 등록한 피트니스센터에서도 편하게 받을 수 있다. 대부분 트레이너가 친절하게 설명을 해줄 것이다. 또는 병원이나 가까운 보건소에서도 검사받고 운동 처방사의 설명을 들을 수 있다. 아무도 친절하게 설명을 해주지 않더라도 결과 분석표를 읽으면 알 수 있다.

체성분 검사를 해서 나의 체중이 표준체중보다 많거나 나의 체지방이 표준보다 높을 때, 적정 체중까지 만들려면 얼마나 감량해야 하는지만 결과표를 보고 이해하면 된다. 그리고 자신의 체중에 충격을 받고는 갈 길이 멀다며 미리 포기하지 말고 다이어트를 하겠다고 마음을 먹는 일이 중요하다.

비만을 측정하는 가장 고전적인 방법은 체질량지수BMI, Body Mass Index를 구하는 방법이다. BMI는 체중을 키의 제곱으로 나누어 25 이상이면 비만이다. 하지만 근육량이 많을 경우는 BMI 측정법이 맞지 않을 수도 있다.

BMI는 정상이지만 복부 비만일 때도 마찬가지다. 이럴 때는 체성분 검사를 통해 쉽고 정확하게 자신의 몸 상태를 이해하는 것이 더 현실적이다. 적정 체지방률은 남성의 경우 10~20%, 여성의 경우 20~25%다.

다음으로는 칼로리를 이해하는 일이다. 운동 종목별로 소비하는 칼로리를 다 따지거나 음식의 칼로리 하나하나를 다 외울 필요도 없다. '단백질과 탄수화물은 1g에 4kcal를 내고 지방은 1g에 9kcal를 낸다.'라는 기본을 이해하고 중요한 몇 가지 음식의 칼로리만 알아둔다. 하루 권장 칼로리는 성별과 나이, 활동량과 체중에 따라 다르지만 대개 성인 여성은 2,000kcal고 성인 남성은 2,500kcal다.

좀더 다양한 음식의 칼로리는 필요할 때 찾아서 확인하면 된다. 대표적인 음식 칼로리는 보통 쌀밥 한 공기에 300kcal고 김치는 작은 한 접시가 30kcal 이하다. 식빵 한 장은 160~200kcal다. 떡은 종류마다 약간의 차이가 있지만 100g당 220kcal 정도로 양에 비하면 칼로리가 높은 편이다.

빵 한 개의 칼로리는 각 브랜드마다 다르지만 평균 밥 한 공기의 칼로리와 비슷한 250~350kcal 정도고 버터크림이나 생크림이 들어가면 훨씬 높아진다.

과자 한 봉지를 포함해서 라면이나 햄버거, 우동이나 짜장면, 김밥 등의 외식 메뉴는 보통 1인분에 450~750kcal로 보면 된다. 프라이드치킨 한 마리는 조리법에 따라 칼로리 차이가 크지만 대략 1,000~2,000kcal다. 피자 한 조각은 종류와 중량에 따라 220~680kcal므로 피자 한 판은 2,000kcal 전후다. 레스토랑 풀코스 식사는 2,000kcal가 넘는다고 생각하면 된다. 뷔페에서의

한 끼 식사는 2,000kcal를 쉽게 넘는다.

이에 비해 채소 1인분 한 접시의 열량은 50kcal 이하다. 또한 종류가 다른 과일 1~2종을 깎아서 담은 과일 한 접시는 보통 200kcal 전후로 본다. 키위나 토마토를 담았다면 칼로리는 더 낮아진다. 김·미역 등의 해조류는 약간의 간을 하거나 참기름 등을 조금만 사용해 무침 또는 샐러드로 만든다면 1인분 한 접시에 30kcal 이하가 된다.

식물성 단백질인 두부는 100g당 79kcal인데 연두부는 그보다 낮은 100g당 41kcal다. 다이어트 식품으로 사랑받는 닭가슴살과 생오징어, 그리고 광어를 비롯한 흰살생선은 100g 단위 한 접시에 약 110kcal 전후로 보면 된다.

돼지고기 등심과 안심, 그리고 쇠고기 등심은 100g당 220kcal 전후로 보면 되고, 쇠고기 안심은 100g당 154kcal로 낮은 편이다. 삼겹살의 경우는 100g당 331kcal로 높은 편이어서 피하는 것이 좋지만, 다이어트는 그날 섭취한 칼로리 전체를 보고 판단해야 하므로 삼겹살이 먹고 싶다면 상황에 따라서는 밥을 생략하고 먹을 수도 있다.

연어는 100g당 161kcal, 참치는 100g당 132kcal다. 흰살생선에 비해서 칼로리가 높지만, 등푸른생선인 고등어와 꽁치에 함유된 불포화 지방산은 뇌졸중과 동맥경화를 예방한다. 고등어는 100g당 183kcal, 꽁치는 100g당 262kcal다.

아무리 좋은 단백질 식품이라도 반죽한 튀김 가루를 묻혀서 기름에 튀길 경우 칼로리가 몇 배 이상 늘어난다. 따라서 굽거나 찌는 방식으로 요리하는 것이 다이어트 하는 수고를 덜 수 있어 좋다. 이 정도만 이해해도 다이어트에서 숫자란 더이상 다이어트를 복잡하게 만드는 요인이 되지 않을 것이다.

다이어트는 숫자에 스트레스를 받기 쉽다. 가장 대표적으로는 체중이고 그다음으로는 체지방률과 칼로리일 것이다. 숫자란 목표 지향적이다. 충실하게 다이어트 과정을 즐기거나 잘 실천하는 사람들은 목표에 신경을 쓰지 않고 어느 날 결과가 궁금해질 때 체중을 재본다. 생각보다 체중이 내려갔을 때는 즐거움이 몇 배가 되지만 체중이 조금 올라가거나 그대로라도 신경 쓰지 않는다. 이런 사람들이야 말로 진정한 고수다.

숫자에 신경 쓰지 말고 마음속에 원하는 결과를 품고 있으면 된다. 언젠가는 마음이 정한 그대로를 몸이 곧 보여주기 때문이다. 몸은 마음의 명령을 따른다. 마음이 지시한 대로 표현해준다. 마치 소중하게 생각하는 자신의 물건을 닦고 청소하고 애지중지하면 오래도록 새것처럼 빛나듯이 몸을 그렇게 병이 생기지 않도록 보살피면 된다.

숫자가 만능키는 아니다. 숫자에 질릴 필요도 없다. 아예 숫자를 몰라도 좋다. 하루 권장량이나 하루 단백질 섭취량, 그리고 자신의 기초대사량조차 몰라도 날씬하고 건강한 몸을 유지하는 사람도 많다. 자연스러운 음식을 골고루 먹으며 적당히 운동하고, 자극적이거나 가공된 음식을 멀리했을 뿐인데 자연스럽게 그렇게 된 사람들이다.

음식의 칼로리도 중요한 것이 아니다. 왜냐하면 수확 후의 자연스러운 모습이 아닌 조리와 가공 과정에서 영양의 손상과 칼로리가 더해진다. 그러므로 자연스럽고 좋은 음식을 먹으면 쉽게 비만이 되지 않는다.

난해하고 어려운 계산을 잘하는 것과 자신이 날씬한 것과는 상관이 없다. 그러니 오늘부터 숫자에 대한 강박은 툴툴 털어버리고 내가 하루 종일 무엇을 얼마나 먹고 어떻게 운동하는지 만을 아주 단순하게 생각하고 실천하면 된다. 처음에는 음식을 먹은 분량과 칼로리의 기록부터 시작한다.

그러나 처음부터 체중계를 무시하고 칼로리를 무시하라는 말이 아니다. 처음 다이어트를 시작한 날의 체중을 재고 칼로리를 계산해야 다이어트의 이정표를 세울 수 있다. 생각보다 많은 음식으로도 충분히 칼로리를 낮추고 체지방이 빠질 수 있도록 하기 위해서다.

이러한 과정을 거쳐 다이어트에 자신이 생기면 미련 없이 체중계의 숫자와 칼로리를 놓아 버리는 것이다. 숫자에 연연하지 말아야 하지만 숫자를 무시할 필요도 없다. 내가 날씬해지기 위한 도구로 잠시 사용하면 그만이다.

이것만은 꼭 기억합시다!

- 다이어트는 숫자에 스트레스를 받기 쉽다. 스트레스를 주는 숫자의 가장 대표적인 것은 체중이고 그다음으로는 체지방률과 칼로리다.

- 난해하고 어려운 계산을 잘하는 것과 자신이 날씬한 것과는 상관이 없다. 그러니 오늘부터 숫자에 대한 강박은 털어버리고 내가 하루 종일 무엇을 얼마나 먹고 어떻게 운동하는지만을 아주 단순하게 생각하고 실천하면 된다.

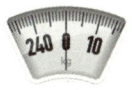

단순히 아름다운 몸매가
목적이면 안 된다

근육은 나이가 들어도 나이와는 상관없이 중량 운동에 의해 계속 자라난다. 이것은 무엇을 의미하는 것일까? 바로 몸의 무한한 가능성이다. 몸은 몸의 주인이 돌보고 관리한 만큼 반응을 한다. 나이가 들고 노화가 일어났다고 마냥 쇠퇴하지만은 않는다. 근력 운동과 적당한 유산소 운동으로 꾸준히 돌보면 이러한 기적 같은 일들이 일어난다.

그런데 왜 이런 상식은 잘 알면서도 행동으로 실천하기가 어려운 것일까? 그건 아마도 삶의 우선순위가 저마다 다르기 때문이다. 운동과 식단 관리에 굳이 먼저 시간을 내지 않아도 내가 해야 할 일들과 고민하고 신경 써야 할 것들이 태산이고 당장 급한 일은 아니라는 생각 때문이다. 그리고 오랜만에 시간이 주어졌을 때는 그동안 하지 못했던 일을 하거나 집에서 빈둥거리고 싶을 수도 있다.

계획과 달리 삶이 쏜살같이 지나가버렸을 것이다. 그러나 '건강은 건강할 때 지키라.'는 말이 있듯이 하루라도 일찍 운동을 시작하고 식단을 더욱 건강한 방식으로 바꾸는 것이 병에서 멀어지고 노화를 막고 수명을 연장시키는 방법이다.

물론 삶의 여러 가지 가치를 두고 봤을 때 다이어트만이 중요한 것은 아니다. 그러나 본인에게 몸이 주어졌다는 것은 엄연한 현실이다. 자신이 가장 가치를 두었던 것들은 한순간에 몸의 쇠퇴와 병과 죽음으로 인해서 함께 사라져버린다.

삶에서 가장 우선순위는 역시 자신이다. 본인이 의미를 부여하고 있는 삶의 목적과 가치는 스스로가 존재해서 가능한 일이지 삶의 목적과 가치 자체가 본인보다 우선순위일 수는 없다.

그런데 어느 때부터인가 삶이 뒤죽박죽이 되어버렸다. 스스로 만들어가고자 하는 삶에 대한 목표와 꿈이 가족과 사회가 기대하는 모습과 뒤엉켜 그만 휴식을 잃어버리고, 자신을 돌아볼 수 없을 정도로 미친 듯이 일하고 잠자고 시간을 쪼개며 살아가고 있었다.

이 책에서 말하는 다이어트는 단순히 아름다운 몸을 만들기 위한 방법보다는 자신에 대한 사랑을 말하고 싶다. 보기에 완벽한 몸매는 아니더라도 충분히 건강하고 더욱 발전하는 상황이라면 이미 건강한 인생을 이루었다고 생각한다.

여기에 맛있는 음식을 절실하고도 만족스럽게 먹을 수 있다면 삶은 더욱 풍요로워질 것이다. 조금 더 욕심을 내자면 체지방 감량으로 훨씬 젊어 보일 뿐 아니라 건강하고 노화가 더뎌진다면 운동과 식단 관리는 충분히 해볼 만한 일이다.

식이 조절을 통해서 여러 가지 질병을 예방해 아프지 않고 통증 없는 노년을 보장받을 수 있고, 허리를 꼿꼿하게 세우고 힘차게 걸을 수 있을 뿐만 아니라 연장된 수명으로 더욱 여유를 가지며 자신에 대해서 탐구할 시간을 더 많이 확보할 수도 있을 것이다.

이것만은 꼭 기억합시다!

- 삶의 여러 가지 가치를 두고 봤을 때 다이어트만이 중요한 것은 아니다. 삶에서 가장 우선순위는 자신이며 삶의 목적과 가치 자체가 본인보다 우선순위일 수는 없다.
- 지금 당장은 완벽한 몸매가 아니더라도 충분히 건강하고 더욱 발전하는 상황이라면 이미 건강한 인생을 이룬 것이다.

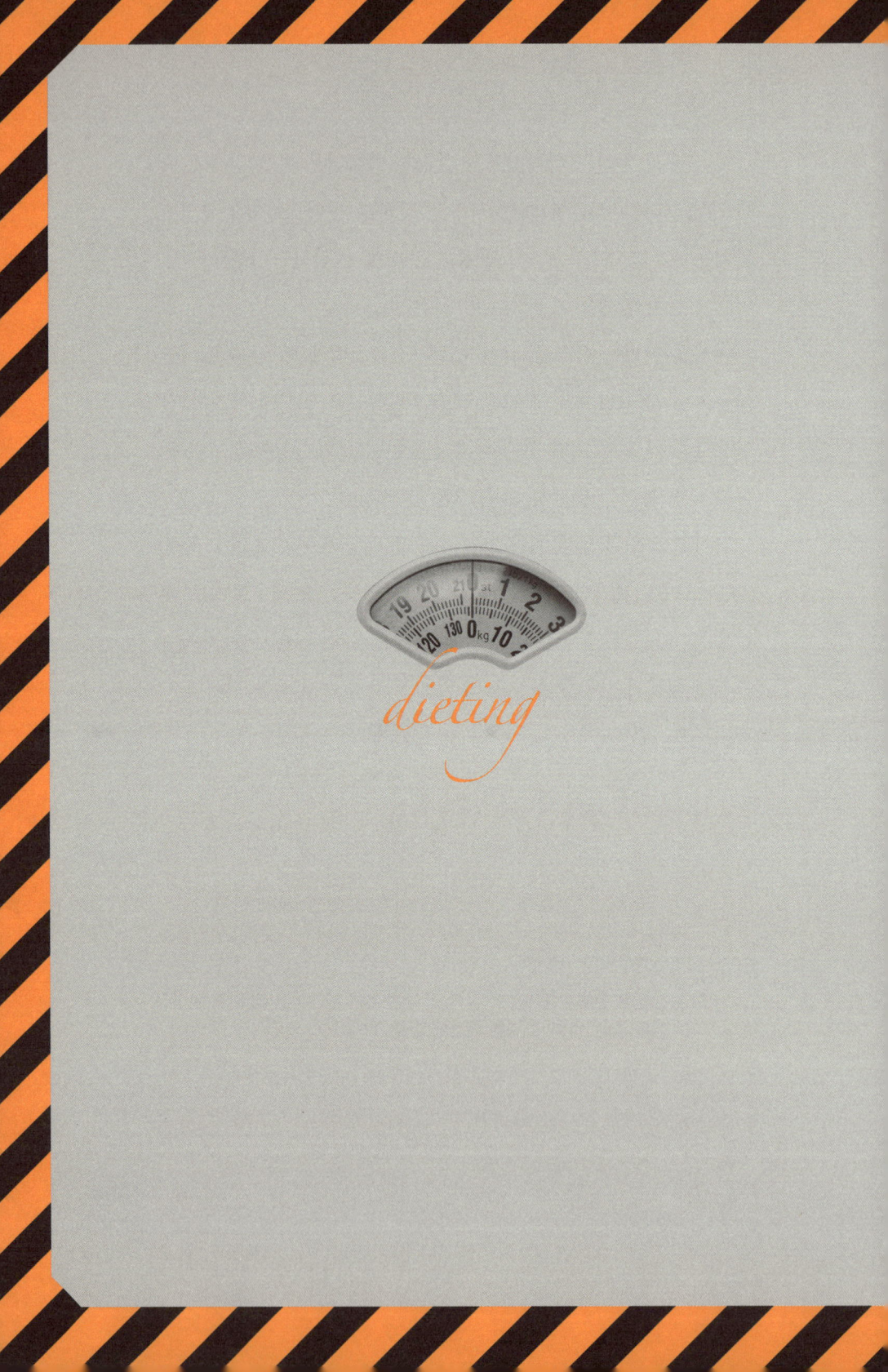

dieting

4

/

**다이어트의 90%는
식사가
좌우한다**

/

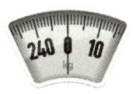

다이어트의 성공은
식사에서 결정된다

솔직히 말하면 트레이너인 나도 달콤하거나 짭짤한 정크푸드 스타일 음식이 더 좋다. 그래서 식단에 신경쓰지 못할 때는 라면이나 빵도 먹는다. 하지만 그날 섭취한 영양소 비율을 따져서 두부나 생선, 채소와 과일 등을 먹어주거나 삶은 달걀이라도 챙겨 먹는다.

언젠가 통곡물류와 해산물, 채소와 과일, 견과류 등의 좋은 음식이라면 얼마든지 마음껏 먹어도 살을 뺄 수 있다는 다이어트 관련 책을 읽은 적은 있다. 그러나 여기에는 지나친 부분이 있다. 그 '마음껏'의 기준이 불분명했다. 끝을 모르는 식탐과 어마어마한 식사량을 간과한 것이다.

보통은 자신의 목표와 목적에 맞게 칼로리를 따지면 된다. 체중 감량을 원한다면 여성은 하루 1,200~1,500kcal인 자신의 기초대사량 정도로 먹고, 남성은 1,500~1,800kcal 정도의 칼로리를 먹으면 된다.

어떤 사람은 칼로리는 아예 무시하라는 주장을 하기도 한다. 하지만 다이어트 초기에서는 적어도 어떤 음식이 어느 정도의 칼로리를 내는지는 확인하면서 식사하는 것이 좋다. 무심코 마신 음료수 한 캔이 150kcal를 훌쩍 넘기거나 커피 한 잔에 350kcal가 넘는다면 애써 식단을 짜고 힘겹게 실천하면서 고생한 것이 한순간에 엉뚱한 칼로리로 채워져버리기 때문이다. 이렇게 되면 정말 억울하다.

살을 빼기로 마음을 먹은 상태에서는 당연히 섭취하는 음식의 칼로리를 줄여야 한다. 칼로리의 양을 어느 정도로 줄이고 식단을 어떻게 실천하느냐에 따라 체중 감량 시간을 줄일 수도 있고 늘릴 수도 있다.

어떤 사람들은 운동을 꾸준히 하면서도 한 끼 식사에서 방울토마토 한 개를 넣느냐 마느냐면서 실랑이를 벌여야 할 정도다. 이렇게 섬세하게 노력하면서 운동하는데도 살이 안 빠진다는 것은 오히려 이상한 일이 된다.

문제는 만족스럽게 맛있게 식사를 챙겨 먹으면서도 살을 빼겠다는 사람들의 식단이다. 맛과 양을 모두 충족하면서 살을 빼겠다면 분명 어려운 일이다.

맛있는 음식을 양껏 먹겠다면 포기하는 부분이 분명히 있어야한다. 고칼로리 정크푸드만이라도 빼든지 고단백 저칼로리로 적당량을 먹든지 어떻게 자신을 만족시킬 것인지를 먼저 선택해야한다. 그러면 의외로 충분한 식사를 하면서도 몸은 더 좋아지고활력이 생기며, 다이어트한다는 스트레스를 받지 않게 된다. 마치연예인이라도 된 것처럼 자신을 특별 관리해준다는 느낌을 갖게된다.

정크푸드를 포기하고 다른 건강한 음식을 선택해 맛있고 배부르게 먹으면서 다이어트를 즐길 것인가? 아니면 계획 없이 먹거나, 보디빌더나 시도할 것 같은 식단에 도전했다 실패해 다시 예전의 식습관으로 돌아갈 것인가? 이 선택에 앞으로 3개월 뒤의 자신의 모습이 보일 것이다.

체지방 감량이라는 다이어트의 최종 목표를 두고 본다면, 운동은 아무리 열심히 해도 잘못된 식사 방식을 바꾸지 않거나, 운동을 하고 있다고 예전보다 식사량이 늘어난다면 살이 빠지기는커녕 오히려 더 찔 수 있다.

다이어트는 운동과 식단 전체를 두고 종합적으로 진행해야 하는 부분이다. 극단적으로 이야기하면 운동은 하지 않고 식사 조절만해도 살을 뺄 수는 있지만 운동이 뒷받침되지 않는다면 건강과 몸의 라인에서는 좋지 못한 결과를 가져온다.

체중은 빠졌지만 복부가 아직도 늘어지거나 엉덩이가 처져 있는 등 몸의 선이 아름답지 않다. 결국은 운동과 식단이라는 2가지가 아주 중요한 요소라는 말이 된다.

그러나 다이어트에서 식이 조절이 차지하는 비율이 70% 이상으로 운동보다 더 높은 것이 사실이고, 거의 대부분의 전문가들도 '먹는 것이 가장 중요하다.'라고 이야기하고 있다. 전문적인 운동 대신 생활 속 운동의 실천을 통해 살을 뺀 사람들에게 식단은 더욱 중요하며, 이 경우 다이어트에서 식단이 차지하는 비율은 70~90%가 될 수도 있다. 다이어트에서 식단이 차지하는 비율이 거의 전부라고 해도 지나치지 않을 정도다.

만약 운동으로만 살을 뺀다고 해도 하루에 2시간 이상의 운동은 건강상 불필요하다. 칼로리 소비만을 생각한 무리한 운동은 당장 일상생활에 지장을 주고 스트레스를 유발하며 필요 이상의 활성 산소를 발생시켜 노화를 촉진한다. 물론 직업이 운동선수일 때는 다를 수 있다.

하지만 이 책은 일반인을 위한 가장 효율적인 체중 감량법을 말하고 있기 때문에 체중 감량을 위해서는 우선 '식단'에서 최선을 다해야 한다. 그리고 자신에게 맞는 적당한 운동법을 찾아서 함께

하면 심장을 튼튼하게 해 당뇨와 심혈관계 질환을 예방하고 노화를 방지한다. 또한 정서적으로 안정될 수 있다.

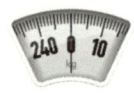

달콤한 후식으로 우울함에서
벗어나려 하지 말자

누구나 유난히 외롭고 우울할 때가 있다. 억울한 일을 당할 수도 있고 상대방이 나의 본심을 오해할 때도 있으며 나의 잘못으로 괴롭거나 바라던 일이 어긋날 수도 있다. 그 어떤 이유든 분명히 세상을 살아가면서 한 번쯤은, 또는 아주 자주 외롭고 우울할 수 있다. 그럴 때 우울해하면 안 되는 걸까?

우울함을 느낀다면 당황하지 말고 '누구나 어느 정도는 우울할 수 있으니 문제가 안 된다.'라고 단순하게 넘겨보는 것이 좋다. 지금 당장 우울하다고 큰일이라도 난 것처럼 난리를 치고, 덩달아 옆 사람마저 함께 유난을 떨면 내가 한 번 일으킨 감정이 더욱 깊 숙이 자리를 잡게 된다. 우울한 감정이 정말 문제처럼 여겨진다.

처음에 조그마하게 만들어진 어떤 생각이 계속 반복되면서 진하게 덧칠해져서 감정으로 뭉치게 된다. 그냥 관대하게 지나쳐버릴 수 있는 단순한 감정은 시간이 갈수록 더욱 무자비하게 커져서 어느덧 문제로 자리 잡는다. 이제 치료가 필요한 상황이 되어버렸다. 이렇게 생긴 우울증은 적어도 감정을 키운 시간만큼은 스스로를 다독이며 치료해주어야 한다.

한 번쯤은 '우울한 것은 정상적인 일이고, 그저 다른 사람들 보다 조금 자주 우울한 생각을 만들어낸 것뿐이야.'라고 가볍게 생각해준다.

우울하고 부정적인 생각 역시 자신이 만들었으므로, 그 우울하고 부정적인 생각을 일으킨 주인으로 생각의 주도권을 잡으면 간단히 해결된다. 우울한 생각이 중요한 것이 아니라 본인이 그 우울한 생각을 만들었다는 것이 중요하다. 이것을 알아차리면 그 우울한 생각들은 힘을 잃게 된다.

그리고 그 생각을 일으킨 자신이 주인으로 자리잡게 된다. 이제는 스스로 일으킨 우울한 생각들에게 휘말리지 말고 생각이 흘러가도록 내버려두자. 그러면 자기가 만든 생각으로부터 자유로워지기 시작한다.

달콤한 후식을 먹으며 우울함에서 벗어나려하기보다는 예전에는 미처 몰랐던 '내가 존재한다는 것 자체로의 아름다움과 위대함에 대해서 생각해봐야겠군!'이라고 자신을 먼저 이해해주어야 한다. 먼저 내가 우울할 수 있다는 사실을 인정해야 한다. 그렇게 해주면서 자신의 소중함과 위대함을 발견해나가야 한다.

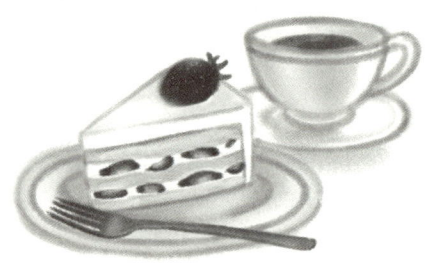

이것만은 꼭 기억합시다!

· 우울하고 부정적인 생각 역시 자신이 만들었으므로, 그 우울하고 부정적인 생각을 일으킨 주인으로서 생각의 주도권을 잡으면 간단히 해결된다.

· 달콤한 후식을 먹으며 우울함에서 벗어나려하기보다는 '존재한다는 것' 자체로의 아름다움과 위대함에 대해서 생각하며 스스로를 위로해주는 것이 바람직하다.

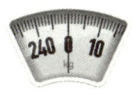

소식이 어려운
이유는 무엇일까?

다이어트를 하는 사람들을 가만히 살펴보면 소식하는 것을 두려워하는 경향이 있다. 왜 그럴까? 무조건 굶으라고 하는 것도 아닌데 말이다. 게다가 굶으면서 하는 다이어트는 에너지원으로 자신의 근육을 먼저 먹어버리기 때문에 근육 손실을 입기 쉽다.

소식으로 인한 약간의 배고픔도 두려워 못 참는다면 다이어트는 정말 진퇴양난이 된다. 더 나아갈 수도 없고 물러설 수도 없다. 그렇다면 이제 어떻게 해야 할까? 적게 먹으면 빈혈이 생기고 피부가 까칠해지며 근육 손실을 입을 수 있다는 여러 우려의 목소리 때문에 소식하지 못한다면 한번 생각해보자.

다이어트를 결심했는데 심각한 근육 손실이나 빈혈로 쓰러진다거나 영양실조에 걸려 몸에 해롭지 않을까 생각한다면 분명히 문제가 있다. 소식하는 사람들은 하루 평균 1,200~1,500kcal를 섭취하지만 그들은 대부분 활기차고 오히려 장수하기까지 한다. 과체중 이상의 사람들을 보면 평균적으로 근육은 표준을 유지하고 있기 때문에 음식 조절로 약간의 근육 손실이 있더라도 체지방을 많이 빼준다면 몸에 무리가 없다. 실제로도 그러한 사례를 많이 본다.

그렇다고 하루에 기아식으로 500kcal를 섭취하라는 것은 아니다. 최소한 800~1,500kcal를 섭취하되 1,200kcal로 평균을 잡아 보라는 것이다. 보통 자신의 기초대사량 정도가 될 것이다. 그런 다음에 이미 축적되어 있는 자신의 체지방을 연료로 써서 체지방을 태워나가는 것이다. 이때 음식은 양질의 단백질인 달걀흰자나 닭가슴살, 약간의 과일과 채소·고구마·통밀·현미·견과류 등 포만감이 있으며 몸에 좋은 자연 식품을 선택한다.

만약 과체중이거나 고도 비만이라면 평소에 섭취하는 칼로리가 하루 2,500~3,000kcal 이상일 가능성이 높다. 그런 방식이 몸에 배었는데 갑자기 하루에 1,200kcal로 줄여 섭취한다면 아마 굶어 죽을 수도 있다는 공포에 사로잡힐 수도 있다.

그러나 그렇지 않다. 안심해도 된다. 절대 죽지 않는다. 그 두려움과 공포는 잘못된 선입견에서 시작된 것이다. 절대로 영양실조나 굶어 죽는 현상은 일어나지 않을 것이니 오늘부터 당장 음식을 조절해보는 것이다.

만약에 이것이 어렵다면 배고프지 않고 양질의 음식을 먹으면서 다이어트를 할 수 있는 방법을 찾으면 된다. 그리고 처음부터 칼로리를 급격하게 낮추지 말고 단계별로 줄여나간다면 오히려 이 방법이 더 빠르게 살을 뺄 수 있는 지름길이 된다. 요요를 피해 갈 수도 있다.

느리게 가는 것이 곧 빠르게 가는 길이라는 것이 다이어트의 정석이다. 한 달 만에 놀라울 정도로 체중을 감량했어도 끝까지 감량한 몸무게를 유지하느냐가 다이어트의 성공여부를 결정하기 때문이다.

이것만은 꼭 기억합시다!

• 처음부터 칼로리를 급격하게 낮추지 말고 단계별로 줄여나가야 한다. 이것이 오히려 요요를 피하면서도 더 빠르게 살을 뺄 수 있는 지름길이 된다.

• 느리게 가는 것이 곧 빠르게 가는 길이라는 것이 다이어트의 정석이다. 한 달 만에 놀라울 정도로 체중을 감량했어도 끝까지 감량한 몸무게를 유지하느냐가 다이어트의 성공여부를 결정한다.

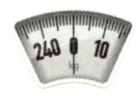

1일 1식은
효과가 있을까?

'내가 믿는 것이 진실이다.'라는 말이 있다. 어떤 이론이든 결국은 내가 믿는 대로 실천할 것이지만, 내가 선택하지 않으면 어떤 주장이든 공허하게 사라질 것이다. 내가 믿고 선택해주고 인정해주는 것들만이 나의 것이 된다.

'1일 1식'이라는 식사법이 화제가 된 적이 있다. 그냥 단순히 소식이나 생채식보다 더 강력하고 새로운 주장이었다. 소식小食이 건강에 좋다는 건 누구나 알고 있어도 현실에서 실천하기에는 어려웠던 것처럼 1일 1식이라는 것을 평생 실천할 수 있는 사람은 과연 몇 명이나 될까?

하지만 이 부분 역시 개인의 선택 문제다. 더불어 영양 과잉과 칼로리 과다의 현 사회에서 1일 1식은 좋은 발견이고 많은 사람에게 이로움을 줄 것이라고 본다. 만약 이를 실천하는 과정에서 너무나 비현실적이거나 자신에게 맞지 않다면(예를 들어 오랫동안 육체노동이나 정신노동을 하거나 운동선수인 경우), 하루아침에 식사법을 바꿀 수는 없을 것이다.

개인적으로 1일 1식은 한마디로 '좋다'고 생각한다. 그러나 현실성이 있다면 더 좋을 것이라고 본다. 1일 1식까지는 하지 않더라도 건강한 음식으로 소식한다면 적어도 몸에 해로운 인스턴트 음식이나 정크푸드를 먹지 않고 하루 3번의 식사와 간식까지 먹으면서도 건강하고 아름다운 몸을 유지한다면, 이것으로도 좋다고 생각한다.

요리의 대가들은 단순한 조리법으로 재료 그대로의 풍미를 살린 맛을 최고로 꼽는다. 단순하게 찬물에 밥을 말아 오이지와 먹는 것을 최고의 맛으로 뽑은 사람도 있었고 묵은 김치에 밥 한 공기를 먹으면서 감동하는 사람도 보았다. 소박하면서도 자연스러운 음식이 역시 최고였다.

많은 사람들은 소량의 음식으로도 충분히 건강하게 살아가고 있다. 그렇다면 우리는 어떻게 해야 할까? 식습관마저도 유행을 따르면서 그때마다 이리저리 휩쓸려야 할 것인가? 적어도 좋지 않은 인공적인 음식을 피하고 과식이나 폭식만 안 해도 건강하고 날씬해질 수 있다. 지킬 수 있을 만큼 한 단계씩 실천하면서도 기쁘고 행복한 만족스러운 결과가 나오면 된다.

소식을 실천하기에는 너무 힘들거나 스트레스를 받는다면 차라리 적당량의 좋은 음식으로 먹는 것도 한 방법이다. 하루 세끼를 이미 충분히 먹고도 친구들과 어울리느라 맥주에 치킨을 먹고, 입가심으로 라면 한 그릇까지 먹은 뒤 다음 날 아침은 빵으로 때우는 하루가 아니라면 이것만으로도 충분히 자신에게 잘하고 있다.

이것만은 꼭 기억합시다!

- 음식까지도 유행을 따르면서 이리저리 휩쓸리지 말아야 한다. 반드시 본인이 지킬 수 있을 만큼의 계획을 세워 한 단계씩 차근차근 실천해보자.
- 소식을 실천하는 것이 너무 힘들거나 스트레스를 받는다면 양질의 음식을 적당량 먹는 것부터 시작하면 된다.

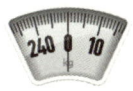

적은 음식으로도
충분히 만족할 수 있다

3번의 식사와 2~3번의 간식을 먹으면 배고플 틈이 없이 하루가 지나간다. 아침 · 점심 · 저녁 외에도 간식을 먹는 이유는 너무 허기지지 않도록 식사와 식사 사이에 간단히 섭취하면 다음의 식사에서 과식을 피하고 체지방을 태우기에도 효과적이기 때문이다. 이렇게 간식까지 포함해 하루에 5~6번을 먹어도 살이 빠진다는 것을 알게 되면 다이어트에 대한 막연한 공포도 사라지게 된다.

몸에 부담되지 않도록 음식을 조금씩 나누어 먹는 소식은 음식물이 체내에서 충분히 소화될 수 있으므로 밥맛이 더 좋아진다. 또한 정해진 분량을 먹어야 하기 때문에 음식에 대해서 더욱 절실한 느낌으로 먹게 된다. 당연히 음식의 재료나 메뉴 선택에 신중해질 수밖에 없다. 그렇다고 터무니없이 적은 분량을 먹는 것도 아니기 때문에 안심해도 된다.

하루에 약 1,200~1,500kcal를 섭취하기로 한 식단이라면 당연히 한 메뉴에 1,000kcal가 넘는 햄버거 세트를 먹지 않을 것이다. 왜냐하면 이것을 순식간에 먹어버리면 하루에 먹을 수 있는 칼로리 분량이 200~300kcal밖에 남지 않기 때문이다. 더욱이 그렇게까지 먹고 싶었던 음식이 아닐 수도 있다.

정해진 칼로리 안에서 적절히 분배할 수 있다면, 가장 먹고 싶은 음식과 에너지 밀도가 낮아 열량에 비해 많은 양을 먹을 수 있는 음식을 선택해 먹을 수 있다.

하지만 유독 고칼로리의 외식 메뉴가 먹고 싶은 날이 있다. 예를 들어 친구와의 느긋한 토요일 점심 약속이 있다면 그날은 하루의 음식 분배를 약속 위주로 하고, 아침과 저녁은 마치 간식처럼 가볍게 달걀이나 과일, 채소 위주로 먹으면 된다.

그러다가 밤늦게 배가 고파지면 그때 상황에 맞춰서 채소를 곁들인 닭가슴살 샐러드를 100~150g 정도 만들어 먹거나, 과일 조금과 두유 한 잔을 마셔도 좋다. 이렇게 해도 하루 섭취량이 1,500~1,800kcal를 벗어나지 않아서, 계획한 식사량보다 약 300kcal 정도만 늘어날 것이다. 물론 함께 마시는 커피나 음료와 후식에도 신경을 써주어야 한다. 블랙커피 또는 홍차나 녹차를 마시면 불필요한 칼로리를 올리지 않게 된다.

다이어트를 진행할수록 서서히 입맛이 변해 몸에 좋은 음식들이 정말로 맛있어 진다. 그러면 하루에 약 1,500~1,800kcal의 음식을 먹고도 살이 빠지기 시작한다. 낮은 칼로리를 가진 자연의 음식 재료라면 분량도 만족스럽다. 자연스레 스스로를 더 귀하게 여기게 되므로 칼로리만 높은 정크푸드로 식사를 대충 해결하지도 않게 된다.

당연히 자신을 더 소중하게 생각하고, 자신을 소중히 여기는 만큼 보답해주는 몸을 더 아름답고 사랑스럽게 대할 수 있다. 지금까지 이런 방식으로 식사하지 않은 사실이 후회되기도 하겠지만, 지금이라도 알게 된 것이 다행이다. 이제부터 잘 지켜나가면 된다.

이것만은 꼭 기억합시다!

• 몸에 부담되지 않도록 음식을 조금씩 나누어 먹는 소식은 음식물이 체내에서 충분히 소화될 수 있으므로 건강에 좋다. 너무 허기지지 않도록 식사와 식사 사이에 간식을 먹으면 다음 식사에서 과식을 피할 수 있다.

• 정해진 칼로리 안에서 식단을 계획한다면 메뉴와 분량에 신중하게 되므로 자신을 더 소중히 대할 수 있다.

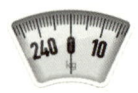

다이어트,
분량과 속도를 조절하자

        모든 행동은 자신에 대한 사랑에서 시작되어야 한다. 음식 역시 자신을 사랑함으로 먹어야 한다.

  몸은 필요한 음식을 당기게 한다. 내가 먹고 싶은 음식이 바로 몸이 필요한 영양소이다. 그러나 요즘처럼 음식이 과하게 넘치는 시대에는 음식을 먹기 전에 잘 생각해보아야 한다. 그저 입맛만을 유혹하는 음식인지 마음이 허전해서 외로움을 채우고 두려움을 피하고 싶어서 음식을 먹는 것은 아닌지 마음과 몸의 소리를 들어야 한다.

  과식이나 폭식도 마찬가지다. 어디까지가 과식이고 어디까지가 폭식인지도 개인마다 심리적인 기준이 다르다. 자신에게 필요 이상이면 과식이고, 과식을 넘어서서 불쾌한 지경까지 간다면 폭식이다. 자신을 사랑하고 자신에 대한 존중과 애정을 가지고 음식을 먹어야 한다. 그리고 그 음식은 소박하더라도 깨끗하고 맛있어야 한다.

다이어트를 지도할 때 음식을 참고 참아서 살을 빼기보다는 어느 정도는 먹고 싶은 대로 먹으라고 한다. 진정으로 만족스럽게 먹으면서 원하는 체중을 유지할 수 있어야만 오래 유지하면서도 더욱 좋은 몸을 만들어갈 수 있기 때문이다.

그리고 그런 연습들을 해야 한다. 자신이 좋아하는 음식으로 식단을 짜지만 단백질과 복합 탄수화물과 과일과 채소를 적절하게 넣을 수 있어야 한다. 또한 매일매일 충분히 만족스럽게 먹으며 심리적인 부분도 놓치지 말아야 한다.

그렇지 않고 무작정 고되게 참고 참아야 하는 식단으로 좋은 몸을 만들어야 하는 방식이라면 다시 한 번 잘 생각해보아야 한다. 자신에 대한 사랑이 기본으로 되어 있는지 말이다. 자신을 사랑하면 본인이 원하는 만큼 살이 빠진다.

좋은 음식을 적절하게 영양을 고려해서 먹어야 하지만 먹을 수 있는 즐거움을 배제하고 마치 대회에 출전하는 선수처럼 할 필요는 없다.

모델 몸매가 아니어도 아름다울 수 있다. 통통해도 오히려 보기에 균형이 맞을 수 있다. 그래서 음식을 즐기지 않는 방식의 다이어트는 오래가지 않을뿐더러 잠깐 반짝하고 원하는 체중으로 갔다가, 다시 제자리로 돌아오게 하는 요인이 된다.

물론 내가 다이어트를 지도하면서 핑크빛 환상만 이야기하고 현실을 배제하는 것은 아니다. 체중을 감량하고 더욱 아름답게 발전시킨다는 것은 예전의 습관에서 정반대의 상황을 만들어야 하는 일이다.

나는 단지 그 과정에서 습관을 바꾸는 반대 상황을 만들어줄 때 어떻게 하면 고통을 최소한으로 만들 것인지를 찾아주는 역할을 할 뿐이다. 어떤 부분은 과감하게 포기해야 하고 어떤 부분은 그대로 가지고 가거나 유지해도 좋을 것인지를 이야기한다. 그리고 어느 정도의 몸으로 만들면 될지까지도 말이다. 모든 사람이 대회를 나갈 정도로 운동하며 몸을 만들고 제한된 식사를 할 필요는 없기 때문이다.

어쩌면 우리는 똑같은 운동을 하고 똑같은 메뉴의 식사를 하는지도 모른다. 모두가 너무나 똑같은 체중과 사이즈를 원한다. 건강을 위해서도 누구나 적절한 체중이 필요하지만, 그렇다고 누구나 똑같이 미용체중일 필요는 없다.

대회 출전할 선수들처럼 매일같이 닭가슴살에 채소만 먹을 필요도 없다. 내가 즐겁게 지킬 수 있는 식단을 챙겨서 메뉴와 분량을 정한 다음에 살이 빠질 수 있도록 먹고 즐기고 만족하면서 운동하면 된다.

살이 빠질 수 없는 메뉴와 분량으로 먹으면서 다이어트가 안 된다고 걱정하는 것보다 실천 가능한 수준에서부터 단계적으로 해나가면 된다. 평소에 폭식했다면 과식 정도로 줄이고, 그다음에는 과식과 평범한 식사를 번갈아 해도 살은 빠진다. 그러고 나서야 날씬한 몸을 위한 수준으로 메뉴를 선택하고 분량을 지키면 된다. 이 과정 자체도 자신이 받아들일 수 있는 분량과 속도로 진행되어야 한다.

이것만은 꼭 기억합시다!

- 무작정 참아야 하는 식단보다는 자신에 대한 사랑을 기본으로 한, 매일매일 충분히 만족스럽게 먹을 수 있는 식단이 중요하다. 심리적인 부분도 놓치지 말아야 한다.
- 식단의 계획은 실천 가능한 수준에서부터 진행해야 하며 음식의 분량과 진행 속도 역시 단계적으로 진행되어야 한다.

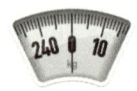

어떤 기분으로
음식을 먹었는지 기억하자

먹으면 기분이 좋아지는 음식이 있는 반면, 어떤 음식은 먹어도 아무 감흥이 없고 심지어는 혐오스럽기도 하다. 먹고 싶은 음식이라도 종교나 신념 차이로 참는 경우도 있다.

먹으면 기분이 좋아지고 건강해지는 느낌이 드는 음식이 있는 반면에 먹으면 뭔가 찝찝하고 속이 더부룩해지고 살이 찌거나 건강이 나빠지는 느낌이 드는 음식이 있다. 화려하고 맛은 있지만 그런 음식을 먹으면 분명 기분은 좋지 않다.

내가 음식을 먹을 때 기분이 좋아지는 음식을 한번 나열해보자. 처음에는 먹기가 불편하고 맛이 없게 느껴졌던 현미밥이나 통밀 빵과 잡곡밥 그리고 나물들과 해조류, 채소와 과일 등 이런 음식을 먹으면 건강해지는 느낌이 들 것이다. 이러한 신선한 음식재료로 정성스럽게 요리를 해서 먹으면 기분이 더 좋다.

모든 음식재료에서 자유롭지만 될 수 있으면 육류는 가끔만 먹고 생선·달걀·유제품·견과류·콩·두부·과일·채소를 선택한다. 이렇게 자연스러운 형태로 된 음식을 섭취하면, 높은 칼로리를 피하고 당분과 염분을 줄일 수 있으며 해로운 합성물질과 몸에 좋지 않은 지방을 덜 섭취하게 된다.

가공된 형태의 음식을 섭취하면 자연스러운 재료로 있었던 때보다 영양소도 파괴되고 칼로리만 높아지므로 무심코 먹다간 과체중이 되기 쉽다. 그렇지 않아도 다이어트를 하려면 칼로리를 줄여야 하므로 가능한 피하자.

음식을 기분 좋게 먹으면서 다이어트를 하기로 결심했다면 이러한 부분은 지켜주는 것이 좋다. 그렇게 하루 세끼를 좋은 음식으로 한 끼에 500~600kcal 안에서 먹는다면 하루에 1,500~1,800kcal 전후의 충분한 양을 건강하고 즐거운 마음으로 즐길 수 있다.

물론 세상의 모든 음식을 다 먹을 수 있다. 하루 총 섭취량을 적당히 조절한다면 말이다. 그러므로 내가 오늘 어떤 음식을 먹었고 그 음식을 먹었을 때 기분은 어떠했는지 정도는 기억해주어야 한다.

음식을 먹는 일은 나의 몸을 위한 일이고 본인에 대한 관심이다. 하지만 하루 종일 어떤 음식을 얼마나 먹었는지 기억도 못할 정도라면 무엇을 위해 사는 것일까? 음식을 먹는 행위는 아주 중요한 일이다. 미래의 나의 건강을 책임지는 아주 중요한 문제인데도 음식을 먹는 것을 대수롭지 않게 생각하는 사람이 많다. 무엇을 어떻게 먹었는지 먹을 때 기분은 좋았는지 행복했는지 도무지 관심이 없다.

하루 이틀 소홀히 보내는 시간이 쌓이다 보면 몸은 언젠가는 이러한 대우에 답하듯 그동안 밀린 것들을 보내올 것이다. 바로 몸이 나에게 내미는 청구서다. 몸이 내미는 청구서에 어쩔 수 없이 답해야 할 날이 올 것이다. 그날을 위해 나의 몸에 관심을 두고 하루 한 끼 식사에 소홀히 하지 않아야 한다.

이것만은 꼭 기억합시다!

- 자연스러운 형태로 된 음식을 섭취하면, 고칼로리 음식을 피하고 당분과 염분을 줄일 수 있으며 해로운 합성물질과 몸에 좋지 않은 지방을 덜 섭취할 수 있다.
- 하루 총 섭취량을 적당히 조절한다면 세상의 모든 음식을 다 먹을 수 있다. 그러므로 내가 오늘 어떤 음식을 먹었고 그 음식을 먹었을 때 기분은 어떠했는지 정도는 기억하는 것이 좋다.

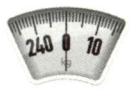

하루 1,000kcal 이하로
다이어트 식단 짜기

요즘은 다이어트 산업이 발달해서 하루에 1,000~1,200kcal의 저칼로리 다이어트 도시락이 집으로 배달되기도 한다. 하지만 직접 식단을 짜고 식재료를 사서 실천한다면 의외로 간편하다는 걸 알게 된다.

간단한 식단의 예는 다음과 같다.

아침 두유 1잔, 삶은 달걀흰자 3개, 사과 1개
간식 찌거나 구운 고구마 1개, 블랙커피 1잔
점심 현미밥 1/2공기, 김치 조금, 콩나물국 1인분
간식 방울토마토 100g, 찌거나 구운 고구마 1개, 삶은 달걀흰자 3개
저녁 닭가슴살 150g, 찌거나 구운 고구마 1개, 브로콜리 100g

이 식단의 칼로리를 다음과 같이 정리해보자.

- 두유 200ml : 120kcal
- 사과 1개 200g : 114kcal
- 고구마 1개 100g : 128kcal
- 방울토마토 100g : 16kcal
- 콩나물국 1인분 : 40kcal
- 브로콜리 100g : 28kcal
- 달걀흰자 100g : 53kcal
- 현미밥 1/2공기 : 150kcal
- 닭가슴살 150g : 164kcal

총합 칼로리는 820kcal가 된다. 여기에 자신의 취향대로 약간 씩 더하거나 덜해서 식사를 해도 1,000kcal 전후가 된다.

여기서 나열한 음식이 아닌 다른 음식을 더 추가하거나 대체할 수도 있다. 예를 들어 사과 대신에 바나나 100g 93kcal, 밥 대신에 식빵 한 쪽이라면 102kcal라는 식으로 대체하면 된다. 하지만 이왕이면 영양 많고 질 좋은 음식을 우선으로 하는 것이 좋다.

만약 이 식단에 "이것쯤이야!" 하면서 정크푸드가 들어간다면 식사 한 번에 600~900kcal를 먹을 수 있는 것이기 때문에 정크푸드나 패스트푸드는 다이어트에서 철저히 제외하는 게 좋다.

정말 중요한 문제는 하루에 1,000kcal를 섭취하는 것이 아니라 언제까지 이렇게 먹어도 스스로가 만족하고 요요 없이 체지방을 꾸준히 감량해갈 수 있는가다. 마음 같아서는 본인이 원하는 체중이 될 때까지 충분히 이런 식으로 먹을 수 있을 것 같지만 말처럼 쉽지 않은 일이다. 일주일을 겨우 참으며 고생하다가 식욕이 폭발

해버리려면 차라리 안하느니 못하다.

하루 섭취량의 칼로리를 최소한으로 줄이는 것도 좋지만 중요한 것은 몸과 마음이 건강해지고 스스로 충분히 할 수 있는 방식이어야 한다. 그래야 식단도 오래 유지할 수 있고 다이어트도 성공할 수 있다. 그러므로 차라리 1,500~1,800kcal의 식사를 꾸준히 하면서 도중에 과식이 되지 않도록 노력하는 것이 어쩌면 더 멀리 보면서 다이어트를 할 수 있는 방법이다.

그렇지만 상황에 따라 급하게 빼야 한다면 위의 1,000kcal 식단을 참고로 1~2주를 한 다음에 다시 1,500~1,800kcal의 식단으로 돌아오는 방식도 좋다. 하지만 이왕이면 멀리 보고 현실적인 칼로리를 유지해주는 것이 정서에도 좋고 다이어트 목표를 이룰 수 있다.

이것만은 꼭 기억합시다!

· 정말 중요한 문제는 하루에 1,000kcal를 섭취하는 것이 아니라 언제까지 이렇게 먹어도 스스로가 만족하고 요요 없이 체지방을 꾸준히 감량해갈 수 있는가다.

· 하루 섭취량의 칼로리를 최소한으로 줄이는 것도 좋지만 몸과 마음이 건강해지고 스스로 충분히 할 수 있는 방식이어야 한다.

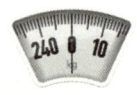

다이어트 식단 짜기의
유용한 공식 하나

다이어트 식단 짜기가 힘들 땐 이렇게 해보자. 먼저 과자나 탄산음료, 패스트푸드를 자제한 다음에 아침과 점심은 각각 밥 반 공기에 반찬은 적당히 골고루 먹는다. 아침과 점심으로 2회에 걸쳐 밥 한 공기를 먹으면 하루 300kcal가 된다. 반찬은 나물이나 조림, 무침으로 하면 보통 400kcal 정도다. 그리고 저녁은 단백질 위주로 삶은 달걀흰자 4개에 노른자 한 개를 먹으면 130kcal, 여기에 흰 우유 한 잔 110kcal, 간식으로 사과 한 개, 바나나 한 개와 작게 포장된 견과류 25g짜리 한 봉지를 먹으면 대략 400kcal로, 이 모두를 합하면 하루 1,340~1,500kcal가 된다.

이러한 식단을 장기간 유지시 한 달에 1~2kg 정도는 꾸준히 감량할 수 있다. 물론 체중이 많이 나가는 사람은 이보다 더 빠지게 되고 아주 적게 나가는 사람은 조금 덜 감량이 되거나 적정 체중이 유지된다.

예로 들은 한식 식단뿐만 아니라 그 외 다른 식단이라 해도 평소의 절반에서 2/3로만 먹어도 1,500kcal 정도의 칼로리를 맞추게 되어 어느 정도 감량 효과가 나타난다.

자신이 좋아하고 먹을 수 있는 음식으로 하루 전체 칼로리를 맞추되, 단백질 섭취에 조금 더 신경을 써주면 된다. 음식을 두려워하지 말고 음식을 감사히 즐기는 멋진 다이어트를 해보자. 물론 처음에는 힘들 것이다. 하루에 정한 칼로리에서 초과되는 날도 있을 것이다. 그러나 안하는 것보다는 낫다.

하루 평균 칼로리를 생각하지 않고 먹었다면 하루 권장 칼로리보다 어마어마하게 더 먹었을지도 모른다. 그래서 어쩌면 하루 권장 칼로리만 먹어도 살이 빠질 수 있는 상황인지도 모른다. 왜냐하면 평소의 생각없이 먹던 식사가 성인 여성의 권장 칼로리인 1,800~2,000kcal를 훌쩍 넘어 3,000kcal에 육박했을지도 모르기 때문이다.

하지만 정크푸드를 포기하지 않고도 76kg에서 58kg까지 감량한 K씨의 사례도 있었다. 3~4개월 만에 이렇게 감량하고도 꾸준히 식단 관리와 운동을 통해 감량한 체중을 유지했다. K는 평소에 이탈리안 음식을 즐겨 이탈리안 레스토랑에 자주 갔고, 빵과 순대, 떡볶이, 어묵 등을 좋아했다. 하지만 다이어트 시작과 함께 외식을 최대한 자제하기로 하고 하루 1500kcal 내에서 음식을 먹었다. 친구들과 모임이 있거나 특별히 식욕이 당기는 일주일에 1~2회 정도는 1,800kcal를 섭취하기도 했다.

보통 아침은 우유 한 잔에 사과 한 개를 먹고 점심은 외식을 해야 하는 상황이었다. 외식은 될 수 있으면 한식으로 선택을 하고 1인분의 1/2에서 2/3 정도만 먹었다. 대신에 평소보다 적은 식사량에 배가 고프지 않도록 식사 후 1~2시간 사이에는 간식을 먹었다. 저녁에는 집에서 달걀을 주로 사용한 단백질 음식 위주로 식사를 했다.

달걀이 싫증날 때에는 고단백 저칼로리인 낙지나 광어회 등의 해산물로 단백질을 대신했다. 점심과 간식으로 순대나 떡볶이, 어묵, 튀김 몇 개 정도를 먹을 때도 많았지만, 아침은 우유 한 잔과 과일 한 개를 먹고 저녁 식단에서 주의했기 때문에 체중 감량이 가능했다. 무엇보다도 다이어트 의지가 강해서 완벽한 식단은 아니었어도 결국 목표를 이루었다. 어느 정도 체중 감량을 한 후에는 친구들과 가끔 이탈리안 음식점에 가거나 술 한잔을 즐기면서도 감량한 몸무게를 유지할 수 있었다.

K씨의 사례를 보면 다이어트 식단은 일률적으로 정해지지는 않았다고 볼 수 있다. 가장 기본을 중심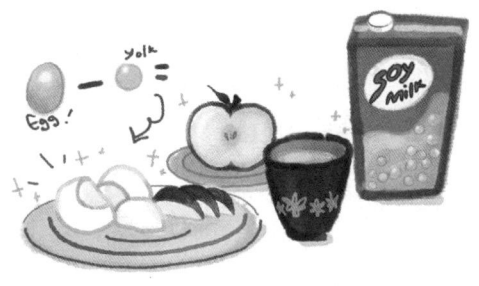으로 자신의 상황과 음식에 대한 취향에 맞게 실천할 수 있도록 식단을 짜는 것이 중요하다. 살을 빼는 것이 급선무이기에 나에게는 맞지 않고 내가 원하지 않는 음식인데도 억지로 참고 먹는다면 다이어트 식단을 지속하기가 어려워진다.

몸에 좋은 식품 중에서 본인이 즐겨먹는 음식이 있다면 우선 식단에 넣는다. 하지만 건강한 식품은 아니어도 먹지 않으면 삶의 의미가 없을 정도로 좋아하는 음식이라면, 양을 조정해서 적은 양이라도 식단에 넣을 수 있다. 대신에 하루 칼로리를 맞추고 단백질 섭취량도 지킬 수 있는 방법을 찾는다. 닭가슴살이 싫으면 달걀흰자나 쇠고기 안심, 지방 함량이 적은 우둔살, 오징어와 흰살생선, 낙지 등의 해산물을 사용해도 좋다.

지나치게 완벽한 다이어트 식단을 추구하거나 어떤 정해진 틀만을 생각하다 식단이 조금이라도 무너지면 금방 포기하는 사람을 많이 보았다. 다이어트는 극단적으로 할수록 실패하기 쉽다. 새들이 양 날개로 나는 것과 마찬가지로 조금은 한쪽으로 쏠려도, 다이어트 도중에 체중이 조금 늘거나 과식을 해버린 후라도 다시 시작하면 되는 일인데 그 자리에 주저앉아 버리기 때문에 어렵게 생각된다.

이것만은 꼭 기억합시다!

- 다이어트 식단은 정크푸드를 자제하고 한식 위주로 짜면 하루 권장 칼로리에 맞추기 쉽다. 그러나 자신의 상황과 음식에 대한 취향에 맞게 실천할 수 있도록 식단을 짜는 것이 가장 중요하다.

- 지나치게 완벽한 다이어트 식단을 추구하거나 어떤 정해진 틀만을 생각한다면, 식단이 조금이라도 무너지면 금방 포기하게 된다. 다이어트는 극단적으로 할수록 실패하기 쉽다.

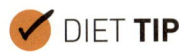

다이어트 식단의 예

아침	현미밥 1/2공기 : 150kcal 두부조림 60g : 108kcal 또는 생선조림 1토막＋기타 담백한 밑반찬 1접시 : 약 200kcal 내외
간식	낱개로 포장된 견과류(25g) 1봉지 : 145kcal 또는 아몬드 15개 이하＋호두 2알＋사과 1개(230～250g) : 140kcal
점심	아침과 동일
간식	바나나 1개(150g) : 140kcal
저녁	삶은 달걀흰자 4개＋노른자 1개 : 130kcal 찌거나 구운 고구마 100g : 128kcal
간식	저지방 우유 1잔 : 80kcal
하루 전체 섭취량	1,247～1,600kcal 아침과 점심의 반찬 종류에서 분량과 칼로리가 더해질 경우 또는 간식에서 분량이 더해질 경우 : 1,600kcal

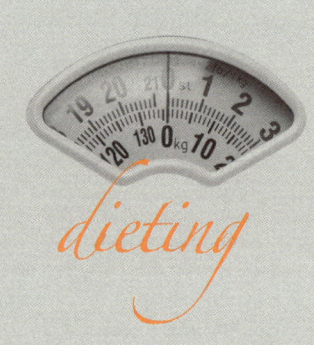

dieting

5 /

반드시 성공하는
다이어트
식사법

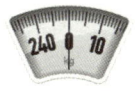

매일의 식단 짜기,
음식을 선택하는 방법

근육질의 아름다운 몸을 만드는 보디빌더들의 식단은 일반인과는 아주 다르다. 보통 일반인들의 식단을 예로 들어보자. 물론 개인에 따라서 다르고 조금 덜 먹거나 더 먹을 수도 있지만 대략 아래와 같다.

아침 된장국, 밥 1공기, 생선구이 1토막, 김치, 나물무침, 달걀 프라이 1개
점심 (외식으로) 비빔밥 1인분
저녁 삼겹살 200g, 소주 1병, 밥 1공기, 반찬 2~3가지
야식 치킨 반 마리, 맥주 500cc
간식 빵 1개, 피자 3조각, 아이스크림 1개, 밀크 커피 2잔

그러나 보디빌더들의 식단을 예로 보면 완전히 다르다. 선수마다 개인차가 다소 있겠지만 보통은 이런 식단이다.

아침 삶은 달걀흰자 4개, 땅콩버터잼을 바른 호밀 식빵 1장, 채소 1/2접시
점심 닭가슴살 150g, 사과 1/2개, 아몬드 10알
저녁 현미밥 1/2공기, 닭가슴살 150g, 방울토마토와 채소로 만든 샐러드 1접시
간식 찌거나 구운 고구마 150g, 저지방 우유 1잔

일반인이 매일같이 보디빌더처럼 먹는다는 것은 힘들 뿐만 아니라 현실적이지도 않다. 또한 일반인들이 대회용 몸 대신 슬림하면서 적당히 건강한 근육을 유지하고 싶다면 무리할 필요도 없다.

그렇다면 과하게 뚱뚱하지도 않고 보디빌더처럼 근육질이지도 않으면서 슬림한 몸을 유지하기 위한 식단은 어떻게 해야 하는 것일까? 정답은 이미 나와 있다. 일반인의 보통 식단과 보디빌더의 식단을 합친 중간 정도면 된다. 보디빌더식은 정크푸드가 들어가지 않는다. 일반식은 정크푸드가 너무 심하게 많이 들어간다.

보디빌더식의 장점은 몸에 좋은 자연스러운 음식을 먹는다는 것이다. 칼로리만 높고 영양이 없는 음식이 아니라 오히려 근육을 형성하기 위한 단백질 위주의 음식으로 채소와 과일, 견과류로 몸에 좋은 지방 섭취를 해준다.

그렇지만 항상 보디빌더식으로만 먹는다면 먹는 즐거움을 빼앗긴 듯한 삶이 된다. 그래서 맛있게 조리된 음식과 약간의 정크푸드성 음식도 먹도록 해주는 것이 일반식의 장점이다.

구체적으로는 어떻게 해야 좋을까? 보디빌더식을 기준으로 잡아 정크푸드성 음식이나 일반 음식은 최대한 적게 맛만 보는 식으로 하루의 전체 칼로리를 잡고, 그 칼로리 안에서 먹는 방법이다.

보통 다이어트를 결심했을 때 여성은 하루에 섭취하는 총 칼로리를 1,200~1,500kcal로 잡는 것이 좋고, 남성의 경우는 1,500~1,800kcal로 잡아도 된다. 이런 식으로 매일 식단을 챙겨 먹으면 1~3개월 내에 몸이 달라진다. 트레이너의 지도를 받거나 전문기관의 식단 관리를 받을 수도 있지만 혼자 하기로 마음을 먹었다면, 매일매일의 식단을 기록하는 것이 도움이 된다.

이것만은 꼭 기억합시다!

- 보디빌더식과 일반식을 적절히 합친 식단이 좋다. 보디빌더식을 기준으로 잡고 정크푸드성 음식은 하루 전체 칼로리 안에서 최대한 적게 먹는 것이 바람직하다.
- 다이어트를 하며 하루에 섭취할 수 있는 총 칼로리는 여성의 경우 1,200~1,500kcal, 남성은 1,500~1,800kcal로 잡는 것이 좋으며, 그날그날의 식단을 기록하는 것이 도움이 된다.

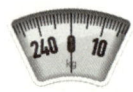

모델들의 식단은
현실적이지 않다

여성 피트니스 선수들이나 모델들은 몸매 관리를 위해 식사를 하루에 4번으로 소량씩 나눠서 먹는다. 일반인들이라면 단단히 각오를 해야 이런 식단을 지킬 수 있을 것이지만 참고를 해보면 좋을 듯하다. 어쩌면 정말 이렇게만 먹는지 현실적이지 않다고 생각할 수도 있겠지만 말이다.

식사 ① 통밀 토스트 2조각, 대두 버터 2Ts, 칼슘 첨가 오렌지 주스 1잔

식사 ② 삶은 달걀 2개, 통밀 잉글리시 머핀 1개, 저지방 치즈 28g, 멜론 1컵

식사 ③ 섬유질이 풍부한 시리얼 1컵, 저지방 우유 1잔, 바나나 1개

150

식사 ④ 과일 스무디 1잔, 단백질 쉐이크 1잔, 무지방 두유 1잔, 호두 2알, 아몬드 10알, 칼슘 첨가 포도 주스 1잔

이러한 식단의 특징은 하루에 섭취할 음식을 4회로 나누고 적절히 분산시켜서 한 끼에 과식하는 일도 없도록 하는 것이다. 한 끼를 몰아서 과식하게 되면 몸은 더 흡수율을 높여서 체지방을 축적하게 된다.

어떤 대회를 참가해야 한다거나 모델 같은 전문적인 직업을 가진 것이 아니라면 한국인의 식성으로는 지키기 어려운 식단이다. 그러나 이러한 식단을 지켜야만 하는 어떤 당위성이 있을 것이다.

몸을 만드는 일이란 마음에서 시작되어 마음으로 끝나는 자신과의 협상과 같다. 자신만이 느낄 수 있는 다이어트 과정에서의 행복감과 즐거움이 분명히 있을 것이다.

무조건 적게 먹거나 음식을 제한하면 우울하고 불행해지며 음식의 맛도 모르고 무엇을 먹는지도 모를 거라고 막연하게 생각한다. 그러나 어쩌면 그 반대일 수도 있다.

물론 적은 음식에 차근차근히 적응하는 이유도 있지만 나날이 달라지는 자신의 아름다운 몸이 충분히 보상을 해주기 때문이다. 그래서 양질의 음식을 즐기며 자기가 하루 종일 먹을 음식에 민감하고 절실하게 선택할 수밖에 없다. 배가 고프지 않으면 먹지 않

는 것도 같은 이유다.

언제부터인가 배고픔이란 것을 잊고 살았을 것이다. 배도 고프기 전에 끊임없이 습관적으로 먹고 음식 맛에 시큰둥하고 오로지 많이 먹는 것에 의미를 부여했을지도 모른다.

그렇지만 현실적으로 1년 내내 이러한 식단을 지키기에는 무리가 있다. 식단의 메뉴라도 바꿔주면서 먹고, 얼마 동안은 이렇게 먹더라도 조금은 양껏 먹어줄 수 있는 시간이 필요할 것이다.

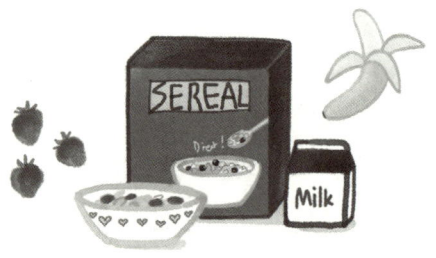

이것만은 꼭 기억합시다!

• 1일 4식은 하루에 섭취할 음식을 4회로 나누고 적절히 분산시켜서 한 끼에 과식하는 일이 없도록 해준다. 한 끼에 몰아서 과식하면 몸은 체지방을 축적하게 된다.

• 1일 4식을 1년 내내 지키기 어렵다면 식단의 메뉴를 한 번씩 바꿔주거나 식사량을 조금 늘려서 먹는 기간을 두는 것도 도움이 된다.

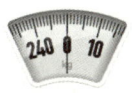

충분히 먹으면서도
살이 빠지는 식사법

과체중이거나 고도 비만인 사람은 하루에 섭취하는 총 칼로리가 높다. 많이 먹는 습관이 있기 때문에 높을 수밖에 없다. 그렇다고 하루아침에 먹는 즐거움을 뺏기면 우울해질 것이다. 이럴 때 먹는 즐거움을 유지하면서 살이 빠지는 방법은 없을까?

물론 있다. 그러나 단기간에 엄격한 다이어트를 하는 방법이 아니기 때문에 장기전으로 할 여유가 있어야 한다. 과체중인 사람들이 잘 먹는 습관을 유지하면서도 살이 빠질 수 있는 다이어트법은 다음과 같다.

하루 종일 먹어도 되지만 먹을 수 있는 메뉴는 엄격한 것이 좋다. 먹지 말아야 할 음식은 과감히 먹지 말아야 한다. 특히 칼로리만 높고 영양은 거의 없는 정크푸드는 먹지 말아야 한다. 이 부분은 몇 번을 강조해도 지나치지 않다. 과자나 사탕 등 군것질거리들 외에도 햄버거나 칼로리가 꽤 높은 분식을 빼야 한다. 닭고기를 아예 먹지 말아야 할 것은 아니지만 튀기지 않고 굽거나 삶는 방식으로 조리법을 다르게 해주어야 한다. 양념치킨이나 프라이드치킨 정도의 맛은 아니더라도 닭가슴살을 굽거나 삶아서 만든 샐러드나 스테이크도 양념치킨 대신에 맛있게 먹을 수 있다.

이렇게만 해도 살이 빠진다. 왜냐하면 평소에 과체중인 사람들은 많이 먹는 습관도 있지만 주로 정크푸드를 섭취하는 경우가 많기 때문이다.

다이어트라고 해서 무조건 먹지 말라는 법은 없다. 평소에 많이 먹는 습관을 하루아침에 바꿀 수는 없기 때문에 1단계 다이어트로 메뉴만 살짝 바꿔주는 것이다. 한식 위주로 흰쌀밥 대신 현미밥이나 잡곡밥을 먹고, 담백한 나물류와 생선구이, 또는 기름을 적게 사용하고 짜지 않은 반찬을 먹으면 된다. 간식도 과자류를 지양하고 고구마나 옥수수 찐 것 등 토속적인 음식을 선택한다. 과자보다 칼로리가 덜 나가 많이 먹을 수 있으면서도 몸에 좋은 음식이기 때문에 살이 더 찌는 것을 막을 수 있고 일단 체중이 감량되는 쪽으로 몸의 노선이 바뀌게 된다.

'정말 그럴까?'라고 의심할 수도 있겠지만 포만감 있는 좋은 음식을 먹기 때문에 똑같이 배부르게 먹어도 칼로리는 전보다 낮아지게 된다. 똑같은 칼로리라도 지방이나 단당류 탄수화물보다는 몸에 좋은 복합 탄수화물과 단백질 식재료로 바꿔주었기 때문에 살이 찌는 것을 방지할 수 있다.

물론 이렇게만 다이어트를 한다고 하면 시간은 많이 걸릴 수 있지만 예전처럼 충분히 먹을 수 있으면서도 살이 빠진다. 살을 빼고 싶지만 음식은 포기하지 못하는 사람들을 위한 방법이지만, 항상 다이어트를 해야 한다는 부담감을 가지고 살아야 한다는 단점이 있다. 그래도 점점 살이 찌도록 방치하는 것보다는 빠지는 쪽으로 노선을 바꾸는 것이 보다 현명한 방법일 것이다.

이것만은 꼭 기억합시다!

- 음식은 하루 종일 먹어도 되지만 먹을 수 있는 메뉴는 엄격한 것이 좋다. 특히 칼로리만 높고 영양은 거의 없는 정크푸드는 먹지 말아야 한다.
- 다이어트라고 해서 무조건 먹지 말라는 법은 없다. 1단계 다이어트를 통해 몸에 좋고 칼로리가 낮은 음식 위주로 먹는 습관을 들이는 것이 좋다.

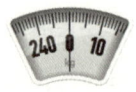

마음껏 먹으려면
한 가지는 포기하라

다이어트중에도 음식을 즐기면서 체중을 감량하고 싶다면 마치 원시시대의 방식처럼 음식을 먹으면 아주 간단하게 해결된다. 식사 방식을 옛날 방식으로 돌려놓는 것이다. 최소한의 곡물 도정과 자연스럽게 길러낸 채소와 과일, 자연의 쾌적한 환경에서 사육한 닭과 달걀, 고기 등을 섭취하는 방식이다.

요즘은 이러한 자연스러운 식품을 찾는 것이 쉽지 않다. 농약과 화학비료로 재배된 식품들이 화려한 모습으로 포장되어 대형 마트에서 팔리고 있다. 화학비료와 살충제, 성장촉진제를 쓰지 않은 유기농 식품들일수록 더 비싼 값을 치러야만 하는 이상한 시대에 살게 되었다.

오염된 농작물로 만든 사료를 먹고 사육되는 소나 돼지, 닭은 다시 사람에게 돌아와 해를 끼치게 된다. 인류사에 알게 모르게 서서히 진행되어온 음식의 습격은 단순히 건강뿐만 아니라 비만을 일으킨 주범이 되고, 비만은 다시 심리적인 부분까지 파고들어 우리의 마음까지 황폐하게 한다.

자연에서 나는 좋은 음식도 농토의 산성화로 어느덧 오염이 되었다. 마치 인류의 발명품 같은 음식들은 칼로리 폭탄처럼 몇 번만 먹어도 (억울하게도) 단기간에 몸을 망가뜨린다. 지금 나의 비만은 이렇게 나의 의도와는 다르게 환경에 의한 것들도 있다.

그렇다면 계속 환경만 탓할 것인가? 바로 이러한 환경은 음식에 대한 생각이 성숙하지 못했을 때 무자비하게 노출된 대중매체의 광고나 부모의 선택으로 우연히 이러한 괴상한 음식에 중독이 되었을 뿐이다.

이제 해야 할 일은 딱 한 가지다. 무조건 굶거나 정체불명의 엽기적인 다이어트를 반복해서 건강을 해치고 싶지 않다면, 자연스럽게 원시시대의 식사법으로 돌아가야 한다. 그렇다고 사냥을 하거나 날것을 먹으라는 것은 아니다. 적어도 자연에서 나는 곡물과 채소와 과일, 육류와 생선을 최대한 간단하게 (찌거나 굽거나 삶는 방식으로) 직접 요리해서 먹는 방식이다.

어릴 적 할머니 댁에서 먹어본 간소한 밥상을 생각하면 될 것이다. 여름이면 된장찌개 · 풋고추 · 열무김치에 달걀찜만으로도 얼마나 맛있게 먹을 수 있었는지를 기억하면 된다.

요즘의 어린이에게 이렇게 먹으라고 하면 차라리 라면 하나에 햄 반찬을 먹는 것이 더 낫다거나, 햄버거 세트가 더 맛있다고 하겠지만 말이다. 그러나 이러한 음식에 길들여져 있다고 하더라도 몸의 소중함을 자각한다면, 또는 엽기적인 다이어트의 성공률이 참 희박하다는 것을 안다면, 이제 선택은 어렵지 않다.

몸에 좋은 음식으로 행복하고 건강한 식사를 하게 된다면 힘들이지 않고 자연스러운 몸의 윤곽이 드러날 것이다. 그뿐만 아니라 지쳐 있던 마음의 병도 더불어 치유가 될 것이다.

오늘부터 자연스러운 식사를 하려고 노력해보자. 라면이나 햄버거보다는 밥을, 외식보다는 집에서 간단하게라도 직접 차려볼 수 있겠다. 과자나 빵 같은 군것질 대신에 찐 고구마나 과일, 채소 샐러드를 간식으로 먹으면서 자연스럽지 않은 음식은 모두 피하는 것이다.

건강하게 맛있게 먹으면서 살을 빼고 싶다면 이렇게 정크푸드를 포기하면 간단히 해결된다. 그러나 정크푸드를 계속해서 먹을 경우 몸은 변할 수 없을 뿐만 아니라 건강도 해치고 마음의 병도 고칠 수 없다.

물론 현대를 살아가면서 정크푸드를 100% 포기할 수는 없을 것이다. 그럴 때는 하루의 섭취 음식 비율에서 건강하고 자연스러운 음식으로 80~90%를 채워주고, 나머지 10~20% 정도만 정크푸드로 안배해 '조금만 맛본다.'라고 생각하면 된다.

이것만은 꼭 기억합시다!

- 자연의 쾌적한 환경에서 나는 곡물과 채소, 과일, 육류, 생선 등을 최대한 간단하게 직접 요리해 먹는 건강한 식사가 중요하다. 무조건 굶거나 정체불명의 다이어트를 반복해 건강을 해쳐서는 안 된다.
- 정크푸드를 포기할 수 없다면, 하루 섭취하는 음식의 양에서 자연스러운 음식으로 80~90%를 채우고 나머지 10~20% 정도만 정크푸드로 안배해 정크푸드 섭취량을 줄이는 것이 중요하다.

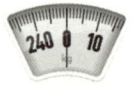

옥수수 다이어트를 하며
알게 된 중요한 사실

옥수수는 GI 수치가 높다. GI는 Glycemic Index의 약자로 혈당지수를 의미한다. 음식이 섭취·소화되는 과정에서 얼마나 빠르게 포도당으로 전환되어 혈액의 농도를 높이는가를 숫자로 나타낸 수치다.

요즘은 칼로리만 생각하고 음식을 먹는 것이 아니라 GI 수치도 따져서 식단을 짠다. GI 수치가 60 이상이면 당 지수가 높은 음식이다. 당 지수가 높은 음식은 체내의 인슐린 분비를 촉진시키고 당 지수가 낮은 음식을 먹었을 때보다 더욱 많은 양의 지방을 체내에 저장하게 된다.

GI 수치가 높은 음식으로는 백미·감자·설탕·옥수수 등이 있다. 감자의 경우는 칼로리는 낮으나 GI 수치가 90으로 높기 때문에 당뇨 환자의 경우 피해야 할 음식이다. GI 수치가 낮은 음식으로는 견과류와 정제되지 않은 곡식, 채소와 과일, 해조류 등이 있다. 이렇게 특별한 몇 가지 식품을 빼고는 설탕이 첨가된 과자나 튀김 종류 등 다이어트에서 피하는 정크푸드나 가공된 음식이 GI 수치도 높다고 보면 된다. 그러나 한 가지 음식으로만 체지방이 쌓이는 것은 아니고 그 사람이 하루 동안 어느 정도의 칼로리를 어떤 음식으로 섭취했는지 종합적으로 파악해야 한다.

해마다 여름이 오면 수박과 옥수수는 나의 여름 별미다. 그러나 옥수수는 100g당 106kcal로 비교적 칼로리는 낮지만 GI 수치는 75로 높기 때문에 다이어트 음식으로는 좋지 않다. 수박도 GI 수치가 60이라 높은 편이지만, 나는 특히 햇옥수수를 포기할 수 없다. 한동안은 큰맘을 먹고 옥수수를 멀리하고 달걀과 현미밥을 먹었다. 정말 꾹 참은 것이다. 그러나 얼마 후 몸무게를 재보니 평소보다 더 나갔다. 너무 억울해서 그다음에는 아예 하루 종일 탄수화물은 밥 대신에 옥수수로 대체했다. 대신 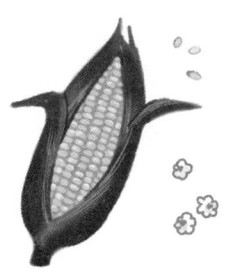 다른 탄수화물 섭취를 제한했다. 그리고 며칠 뒤 몸무게를 재보니 평소보다 적게 나갔다. 다이어트 이론대로라면 난 분명히 잘못한 것인데도 말이다.

어떤 연예인은 옥수수만 먹고 살을 뺐다고 한다. 다이어트는 때로 이론만으로 설명되지 않는 독특한 사례들이 많다. 특히 다이어트는 어떤 한 가지 행동으로 결과를 모두 말할 수는 없다. 모든 것이 복합적으로 작용한다.

좋아하는 음식이라면 먹되 하루의 총 칼로리 안에서 어느 정도 선을 맞추는 것이다. 그리고 다른 정크푸드는 철저히 제한하며 될 수 있으면 몸에 좋은 음식으로 먹도록 노력하면 된다.

물론 현재 당뇨가 있다면 GI 수치가 높은 감자나 옥수수 등도 제한하는 섬세한 부분까지도 잘 지켜주어야 하지만, 건강하다면 무리가 없는 선에서 자신과 협상을 하는 방법도 괜찮다고 본다. 다이어트중 본인이 특별히 선호하는 음식도 먹을 수 있다면 스트레스를 줄이면서 감량하는 방법이 될 수도 있기 때문이다.

이것만은 꼭 기억합시다!

- 칼로리뿐 아니라 GI 수치도 고려해 식단을 짤 수 있다. GI 수치가 높은 음식을 피하는 것이 좋으며 대개 정크푸드나 가공된 음식이 GI 수치도 높은 편이다.
- 다이어트 상식이 통하지 않는 경우가 있는데, 이는 다이어트를 어떤 한 가지 행동으로 결과를 말할 수 없기 때문이다. 종합적으로 보고 판단해야 한다.

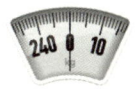

하루의 단백질
총 섭취량을 확인하자

단백질은 근육과 뼈, 혈액 등의 주성분으로 생물체의 몸을 구성하는 대표적인 물질이다. 면역을 담당하고 호르몬이나 효소를 만드는 중요한 일을 한다. 사람은 스스로 단백질을 만들 수 없으므로 음식을 통해 섭취해야 한다.

하루의 단백질 권장 섭취량은 보통 자신의 몸무게 1kg당 1g이다. 50kg인 사람은 하루에 단백질 50g을 섭취하면 되지만 이보다 약간 적게 잡아도 된다. 여성은 하루 섭취량이 약 50g 정도면 된다.

운동선수나 강한 웨이트트레이닝을 하는 사람은 체중 1kg당 2g까지도 섭취하지만 현미 잡곡밥으로 하루 세끼를 먹는 사람은 현미 잡곡에 있는 단백질만으로도 하루 섭취량은 충분하다. 대표적인 몇 가지 식품의 단백질량은 다음과 같다.

- 달걀 100g(약 2개) : 단백질 12.70g
- 닭가슴살 100g : 단백질 23.10g
- 우유 100mℓ : 단백질 3.20g

예를 들면 하루에 닭가슴살을 100g씩 2번에 나누어서 200g과 달걀 2개를 먹으면 하루에 단백질 58.90g을 섭취하게 된다. 이것을 참고로 해 계산을 하면 된다.

대부분 하루 식사와 간식으로 단백질은 충분히 섭취할 수 있을 뿐만 아니라 오히려 넘칠 수도 있다. 단백질을 필요 이상 섭취하면 여분은 체내에 지방으로 저장되므로 지나치게 많이 섭취할 필요도 없다. 특히 신장 기능이 좋지 않은 사람은 해가 될 수도 있다. 너무 많은 단백질을 섭취하면 신장 결석의 원인 중의 하나가 되기도 한다.

특히 극단적으로 단백질만 섭취할 경우 탄수화물이 부족해서 단백질과 지방을 통해 당을 만들어낸다. 이 과정에서 케톤체ketone body가 발생하는데 적정량 이상 많아지면 심각한 질병으로 발전한다. 단백질도 과하면 문제가 된다. 정성껏 준비한 신선한 채소와 과일을 비롯한 자연스러운 음식들을 골고루 먹는다면 칼로리도 예민하게 따지지 않아도 되고 단백질 분량도 따질 필요가 없겠지만 우리가 처한 음식 환경은 그렇지 못하니 적당히 섭취하도록 노력할 수밖에 없다.

식품 라벨의 영양성분표를 참고로 하면 된다. 자신의 체중 1kg당 단백질 1g을 섭취하도록 계획을 하고 나머지는 탄수화물 중에서도 복합 탄수화물을 선택한다.

탄수화물의 양을 하루 식사의 65% 정도로 잡고 견과류와 등푸른생선 등으로 좋은 지방을 섭취하는 방식이다. 지방은 하루 영양 섭취량의 20% 정도를 계획하면 된다. 요리할 때는 재료를 튀기지 않는 방식을 이용한다. 또한 평소에 잦은 외식과 배달 음식으로 지방을 과다하게 섭취했고, 좋지 않은 기름에 조리된 정크푸드를 즐겼다면 외식시 최소한의 양만 먹으려고 노력하자. 집에서 요리를 위해서 기름을 사용해야 할 경우에는 불포화 지방산이 풍부한 올리브유나 참기름, 들기름을 소량으로 쓰면 된다.

완벽하게 계량을 할 필요는 없지만, 하루 단백질 분량에 신경을 쓰고 지방 섭취에 주의하면 나머지는 자연스럽게 탄수화물로 채워지게 된다. 나머지 영양소인 비타민과 미네랄은 채소와 과일을 종류별로 바꿔가면서 먹는 방식으로 자연스럽게 섭취하면 된다.

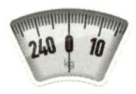

닭가슴살이 질린다면
이렇게 해보자

"이제 달걀만 봐도 질려." "닭가슴살을 먹어야 하는데 보기만 해도 구역질이 나!" 이런 푸념을 들은 적이 있다. 왜 '다이어트' 하면 닭가슴살일까? 누가 닭가슴살만 먹어야 한다고 그랬을까? 닭가슴살 스트레스에 시달리고 있다면 꼭 닭가슴살만 먹지 않아도 자연스럽게 일상 식단에서 단백질을 섭취할 수 있는 방법도 있다.

닭가슴살 100g에 109kcal, 단백질은 23.10g이 함유되어 있다. 쇠고기나 다른 해산물보다 값이 싸고 가장 쉽게 찾아 먹을 수 있는 저지방 고단백 음식이어서 선호되고 있을 뿐이지 닭가슴살만 먹어야 다이어트가 되는 것은 아니다.

그러면 닭가슴살을 대체할 수 있는 음식은 무엇일까? 육류보다는 해산물을 좋아하는 사람이라면 오징어도 추천할 만하다. 오징어 100g은 87kcal, 단백질은 18.20g이 들어 있다. 먹는 방법으로는 끓는 물에 데쳐서 초고추장에 찍어 먹거나 채소와 곁들여서 샐러드를 만들어 먹어도 좋다.

이외에도 닭가슴살보다 칼로리는 높지만 연어 100g은 161kcal에 단백질이 20.60g이 함유되어 있다. 연어는 구이나 날로 썰어 샐러드로 먹어도 좋다. 쇠고기 안심 100g은 154kcal에 단백질은 21g이다. 쇠고기 우둔살의 칼로리는 100g당 137kcal로 낮은 편이고 단백질은 22.30g이다.

닭가슴살에 질렸다면 달걀을 사용하는 방법도 좋다. 달걀은 콜레스테롤이 높기 때문에 피해야 할 식품으로 알고 있었지만, 최근 연구 결과로는 노른자에는 레시틴이라는 성분이 있어서 오히려 혈중 콜레스테롤의 흡수를 막아준다고 한다. 그러므로 적절히 섭취하면 큰 문제가 없다. 달걀흰자 100g은 53kcal, 단백질은 11.30g으로 저칼로리 고단백 식품이어서, 달걀흰자만 먹는 방식은 주로 보디빌더들이 애용하는 방식이다.

그 밖에도 흰살생선인 명태나 등푸른생선인 고등어로 단백질을 섭취할 수 있다. 명태는 100g에 98kcal, 단백질 20.60g이 들어 있다. 고등어는 100g에 183kcal, 단백질 20.20g으로 단백질량에는 별 차이가 없지만, 고등어가 훨씬 칼로리가 높다.

그러나 등푸른생선인 고등어·꽁치·정어리에는 오메가 3가 많이 함유되어 있어서 구이나 조림을 먹어주면 자연스럽게 혈관 질환을 예방할 수 있다. 불포화 지방산인 오메가 3가 콜레스테롤 수치를 낮추고, 혈액 순환을 도와 혈압을 낮춰주기 때문이다.

현미 100g에도 단백질 6.40g이 들어 있기 때문에 한 끼 식사로 현미밥 반 공기와 고등어구이 한 토막, 약간의 김치와 나물, 조개미역국이면 아주 훌륭한 다이어트 식단이 된다.

개인의 몸무게에 따라서 다르지만 성인 여성의 하루 평균 권장 단백질 섭취량인 약 50g을 지키기 위해 매일 닭가슴살만 먹지 않아도 된다. 사실 하루 칼로리 권장량에 정확한 단백질 섭취와 탄수화물, 비타민, 미네랄, 심지어는 물의 섭취량까지 정확히 계산해서 먹는 사람이 얼마나 될까? 전문 모델이나 운동선수들도 그렇게 하기는 어렵다. 식사를 할 때 양질의 음식을 먼저 선택해서 먹으면 정확히 계산하지 않아도 자연스럽게 균형있는 식사를 할 수 있다.

탄수화물의 하루 권장량이 하루 식사의 65~70%를 차지하므로 단백질을 우선적으로 잘 섭취하고, 나머지는 단당류보다는 복합 탄수화물을 섭취하려고 노력한다면 아주 효율적인 방식이 될 것이다.

다이어트에 효과적이라고 해서 탄수화물을 배제하기 보다는 본인의 상황에 맞게 조율을 하는 것이 좋다. 또한 몸 만들기에서 단백질은 중요한 영양소이기는 하지만 너무 육류로만 치우치면 단백질과 더불어 포화 지방을 섭취하게 되어 동맥 경화증과 같은 심혈관계 질환을 유발하므로 좋지 않다. 몸을 산성화하고 신장 기능에 무리를 주기도 한다. 그러므로 식품의 종류를 바꿔가면서 골고루 섭취하는 것이 맛과 영양 면에서 안전하고 즐거운 다이어트 식사법의 비결이다.

이것만은 꼭 기억합시다!

- 닭가슴살에 질렸다면 오징어 · 달걀 · 명태 · 고등어 등 다른 식품을 통해서도 충분히 단백질을 섭취할 수 있다.
- 몸만들기에 단백질은 중요한 요소이지만 너무 육류로만 치우친 식사는 오히려 몸에 해로울 수 있으므로 식품의 종류를 바꿔가며 골고루 섭취하는 것이 더 바람직하다.

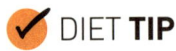 DIET **TIP**

식품의 단백질 함유량

식품(100g)	단백질(g)	열량(kcal)
검은콩	34.70	405
고등어	20.20	183
달걀흰자	11.30	53
닭가슴살	23.10	109
돼지고기 등심	21.10	236
돼지고기 안심	14.10	223
두부	9.30	84
명태	20.60	98
쇠고기 안심	21.00	154
쇠고기 우둔살	22.30	137
연어	20.60	161
오징어	18.20	87
현미	6.40	354
흰 우유	3.20	60

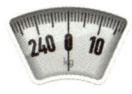

다이어트중의 정크푸드,
어떻게 해야 할까?

유명 패션쇼장의 무대 뒤에는 도넛·과일 등 간단한 스낵이 준비되어 있다. 날씬한 모델이 도넛을 한입 베어 물기도 한다. 그럴 땐 '아! 모델들도 저렇게 먹는구나!'라고 생각하게 된다.

TV 예능 프로그램에서도 날씬한 아이돌 가수들이 나와서 치킨이나 햄버거를 먹는 모습이 방송된다. 그럴 때도 역시 '저렇게 먹어도 살이 안 찌는구나!' 하면서 약간의 위안을 느끼기도 한다.

그러나 카메라 앞에서 약 1~2분 정도 먹는 것이 전부라면 어떠한가? 평소에는 치킨이나 햄버거 같은 음식을 거들떠보지도 않는 경우가 더 많다. 날씬한 몸을 유지한다는 것은 항상 자신의 몸의 선을 경계한다는 것이고 이는 에너지가 많이 드는 일이다. 몸을 항상 보살피고 체중 관리를 하는 것 자체가 일이 되어버린다.

다이어트를 하는 중에도 정크푸드를 꼭 먹어야 한다면 어떻게 해야 할까? 과자·빵·케이크·짜장면·탕수육 등 다이어트 원칙으로는 먹지 않아야 하는 이 음식들을 꼭 먹을 수밖에 없다면 말이다.

우선 하루에 먹을 수 있는 음식량, 즉 전체 칼로리 안에서 먹어야 한다. 그리고 먹는 횟수 역시 많아지면 다이어트는 다시 힘들어진다. 예를 들어 정한 하루에 먹을 수 있는 최대 칼로리가 1,800kcal라면 이 칼로리 안에서 약간의 정크푸드를 섭취하고 다시 건강식으로 돌아와야 한다.

보디빌더들은 일주일에 한 번 정도 '정크푸드 데이'를 정해서 한 끼 정도만 먹고 싶은 음식을 섭취하며 음식에 대한 스트레스를 풀어주는 것이 공식처럼 되어 있다. 또는 아주 독특한 경우이기는 하지만 정크푸드만 먹어도 그 양이 아주 적다면 평소 일반 식단과 어우러져서 아무 문제없이 날씬한 체형을 유지하는 사람도 있기는 하다.

또한 다이어트를 하지 않아도 날씬한 몸을 타고난 사람도 있는데, 그들의 식생활 습관을 잘 살펴보면 살이 찔 수 없는 올바른 습관을 자기도 모르게 유지해온 것을 알 수 있다.

자신의 몸을 변화시키고 싶으면 가장 먼저 자신의 식생활 습관을 객관적으로 살펴보고, 어떻게 하면 고통스럽지 않게 변화시켜 나갈 것인지 연구하고 실천해야 한다. 이것이 바로 다이어트의 시작이다. 인류가 지금까지 세상에 내놓은 다이어트 과학은 이제 모든 이들의 공통 상식이고 자산이기 때문에 그것들을 자신의 것으로 소화해서 최대한 시간과 비용을 줄이는 것이 현명하다.

실패의 경험도 다이어트를 성공으로 이끄는 과정으로 포함해도 좋다. 실패를 안 하는 것 자체가 중요한 것이 아니라 실패가 있어도 결국에는 건강을 위해서 다이어트에 성공하는 것이 더 중요하기 때문이다. 다이어트 과정에서는 실패하는 것도 당연한 일이다. 그런 과정마저도 허용하고 가겠다는 의지만 있으면 결국에는 본인이 원하는 몸을 만들 수 있을 것이다.

이것만은 꼭 기억합시다!

- 다이어트중에 정크푸드를 꼭 먹어야 한다면 하루 전체 칼로리 안에서 먹되, 먹는 횟수가 많아지지 않도록 주의해야 한다. 정한 칼로리 안에서 정크푸드를 먹었다면 건강한 식품으로 다시 돌아와야 한다.
- 자신의 몸을 변화시키고 싶으면 가장 먼저 자신의 식습관을 돌아보고, 건강하게 바꿔주어야 한다.

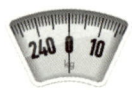

식욕을 참을 수 없을 때,
이렇게 해보자

다이어트중 도저히 참을 수 없을 정도로 맛있는 음식은 무엇일까? 참을 수 없는 음식이란 사람마다 다르겠지만 나는 설탕과 크림이 듬뿍 들어간 일명 '다방 커피'였다. 워낙에 오래된 습관이기도 하지만 커피를 마신다는 의미 외에도 티타임 자체가 스트레스를 해소해주고 마음의 여유를 주기 때문에 자주 마시게 되었다.

한동안은 다이어트를 위해 큰마음을 먹고 참아본 적이 있다. 하지만 특별히 몸이 더 건강해졌거나 눈에 띄게 달라진 것도 아니어서 이렇게 생각해보았다. 참는다는 느낌의 다이어트는 압박적이기 때문에 분명히 안 좋은 영향으로 돌아온다고 말이다.

그래서 하루에 1~2잔 정도, 칼로리로 따지면 2잔에 140kcal 정도이니 다른 부분에서 과식하지 않도록 조심하며 다방 커피를 마셨다. 그런 다음에는 단백질 음식을 조금 더 신경 써서 먹어주고 좋은 통곡물 위주의 탄수화물을 섭취했다. 채소와 과일도 적당히 먹어주니 오히려 조금씩 몸이 더 좋아졌다. 물론 지금은 몸을 더욱 좋게 만들고자 하는 강한 열망으로 인해 자연스럽게 다방 커피를 끊게 되었고, 이제는 그 맛이 다시 찾고 싶을 정도는 아니다.

사람마다 참을 수 없는 음식들이 있다. 어떤 사람은 삼겹살일 수도 있고 콜라나 초콜릿일 수도 있겠다. 정말로 먹고 싶은 음식이 있다면 무조건 참지 말고 하루에 어느 정도 먹을지 평소보다 적은 분량을 정해서 절실하게 먹어보는 것이다.

예를 들면 삼겹살은 200g 정도만 먹을 수 있도록 규칙을 정한 다음, 쌈 채소에 고기를 소량씩 싸서 아주 절실한 마음으로 먹는 것이다. 상추나 쑥갓, 깻잎 등에 고소하게 잘 구워진 고기 한 점을 얹고, 양념은 적게 묻히며 밥은 1/3공기 이하로 먹는다. 많은 분량을 아무 감흥 없이 잔뜩 먹는 것보다 오히려 소량으로도 만족할 수 있다. 다이어트한다는 스트레스를 받지 않으면서도 점점 더 몸이 날씬해지고 있다는 행복감마저 느낄 수 있다.

먹고 싶은 음식을 먹을 수 있는 만큼 하루 총 분량의 식단과 메뉴, 종류와 양, 그리고 칼로리도 잘 계산해야 한다. 그렇지 않으면 흐지부지될 수도 있는 것이 바로 다이어트이기 때문이다. 다이어트는 정말 만만치 않은 일이다.

이것만은 꼭 기억합시다!

• 정말로 먹고 싶은 음식이 있다면 무조건 참지 말고 하루에 먹을 수 있는 분량을 계획해 먹는다면 다이어트 스트레스를 줄일 수 있다.

• 먹고 싶은 음식을 먹을 수 있는 대신 하루 총 분량의 식단과 메뉴, 종류와 양, 그리고 칼로리도 잘 계산해야 한다. 그렇지 않으면 흐지부지될 수도 있는 것이 바로 다이어트이기 때문이다.

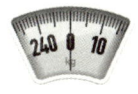

외식이 잦다면
이렇게 해보자

하루 종일 외식과 정크푸드 속에서 생활해야 할 때의 다이어트법은 없는 것일까? 물론 있다. 방법도 간단하다. 외식을 하되 최대한 메뉴 선택에서 기름지게 볶은 음식보다는 생으로 먹을 수 있는 음식과 간단한 방식으로 조리된 메뉴를 선택하면 된다. 한식이 가장 좋다.

만약에 메뉴 선택을 자유롭게 할 수 없는 경우에는 어쩔 수 없이 음식의 분량에서 승부를 두어야 한다. 조금만 먹는 방법이다. 그러나 이렇게 조금 맛만 보면 분명히 조금 있다가 배가 고파져서 일의 능률이 떨어지기 쉬우므로 간식거리를 미리 준비한다. 손쉽게 먹을 수 있는 두유나 저지방 우유, 또는 바나나와 아몬드, 치즈나 구운 달걀을 가지고 다니면 언제든지 바로 먹을 수 있고 몸에도 좋다. 온종일 이런 방식으로 건강한 간식을 여러 번 나누어 먹으면 위에도 부담이 적어지고 칼로리도 넘치지 않을 수 있다.

사람들과 함께 일하거나 같이 지내 어쩔 수 없이 정크푸드를 먹어야 하거나, 정크푸드성 간식을 권유받을 때도 최대한 조금만 맛을 보는 식으로 먹으면 가능하다. 그리고 하루 일과를 마친 뒤의 시간과 휴식 시간을 자유롭게 이용해 다이어트를 지속하면 된다. 그 누구도 나를 간섭할 수 없는 이 시간마저 혼자서 야식이나 정크푸드를 먹는다면 어떻게 되겠는가? 외식이나 정크푸드 대신 건강한 음식으로 나 자신을 충전시킬 수 있다.

모든 일은 하려고 마음만 먹으면 얼마든지 방법들을 찾을 수 있다. 최악의 상황에서도 방법을 찾을 수 있다. 직접 밥을 해 먹을 수 없거나 식사 메뉴를 선택할 수 없는 상황에서도 몸에 좋은 간식거리들을 챙길 수 있고, 밥을 먹을 때 최대한 양을 조절해본다.

다이어트에 대한 의지만 있다면 어떤 악조건 속에서도 건강하고 아름답게 체중을 감량할 수 있는 환경을 만들 수 있다. 어떤 순간이라도 되도록 자연스럽고 좋은 음식으로 잘 골라서 먹으면 되기 때문이다. 모든 일은 작은 것 하나하나가 쌓여서 결과를 내기에 나는 성공할 수 있는 환경을 만들어나가도록 애써야 한다.

가끔 좋아하는 후식과 차를 마시고 싶다면 홍차와 조각 케이크

하나 정도는 즐겨도 좋다. 그동안 몸에 좋은 음식들 위주로 잘 섭
취해왔기 때문에 한 번쯤은 느긋하고 호사스러운 티타임을 자신
에게 선물해줄 수 있는 여유가 생긴 것이다.

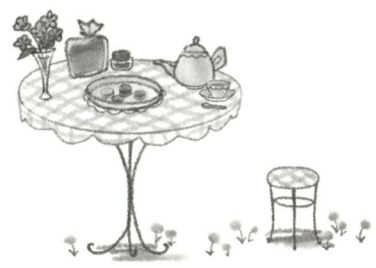

이것만은 꼭 기억합시다!

• 외식을 해야 한다면 한식이 가장 좋지만 메뉴 선택을 자유롭게 할 수
  없는 경우에는 음식의 분량에서 승부를 두고 조금만 먹어야 한다. 허
  기를 느끼면 먹을 수 있는 간식거리를 미리 준비하는 것도 좋다.

• 다이어트에 대한 의지만 있다면 어떤 악조건 속에서도 건강하고 아름
  답게 체중을 감량할 수 있는 환경을 만들 수 있다. 어떤 순간이라도
  되도록 자연스럽고 좋은 음식으로 잘 골라서 먹으면 되기 때문이다.

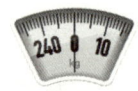

라면이 정말 먹고 싶을 때,
이렇게 해보자

라면 1봉지에는 하루 권장량의 90%의 나트륨이 들어 있어 1봉지만으로도 하루치의 나트륨을 거의 다 섭취하게 된다. 포화 지방도 하루 권장량의 반 정도가 들어 있다. 게다가 라면 하나로 세끼가 해결되는 것도 아니므로 당연히 나트륨과 포화 지방을 높이게 된다.

다이어트에 라면은 좋지 않다. 그러나 라면이 정말 먹고 싶어 참을 수 없다면 이렇게 해보면 어떨까? 우선 많이 생각하고 고민해야 한다. 정말로 꼭 먹어야 하는지를 생각하고, 라면을 대체할 다른 건강한 음식을 먹으면 라면을 먹을 여분의 칼로리와 시간이 없이 하루가 지나가버린다.

또 다른 방법으로는 하루 종일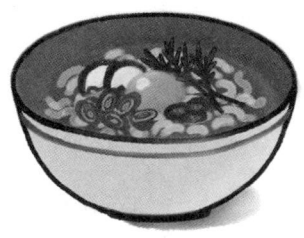
라면을 먹을 수 있는 여분의 칼로
리를 만들어 두는 것이 있다. 그리
고 라면의 칼로리를 반으로 줄이
기 위해 반 개만 끓인다. 튀겨서 만
드는 라면의 면 자체의 칼로리가 상당하므로 면은 반만 사용하고
스프는 그대로 쓴다.

물은 평소보다 조금 많이 넣어서 덜 짜게 만들어도 된다. 면을
따로 삶아서 물을 따르고 건지는 법도 있지만. 라면 본래의 맛을
살려 먹으려면 면을 반으로 줄이는 것이 좋다.

그다음에는 애호박이나 양파, 양배추 등 기호에 맞게 여러 종
류의 채소를 스프와 함께 넣고 라면을 끓인다. 그리고 달걀흰자
1~2개를 넣는다. 채소와 달걀흰자를 추가했으므로 단백질을 보
충한 건강 라면이 된다.

이렇게 끓여서 먹으면 양과 칼로리는 반으로 줄었지만 달걀흰
자의 단백질과 여러 종류의 채소를 넣었기 때문에 다시 양도 늘어
나고 라면 본래의 맛을 즐길 수 있다. 물론 국물은 먹지 않으면 더
좋다.

한 달에 1~2회 정도 아주 먹고 싶을 때만 먹으면 다이어트에도
영향받지 않고 라면을 즐길 수 있을 것이다. 반 개만 먹기 때문에
부족한 양은 달걀흰자와 과일 등으로 채워 자신을 달래면 된다.

라면은 간편하고 맛있게 한 끼를 먹을 수 있는데다가 저렴하기까지 해서 앞으로도 그 인기가 떨어지지 않을 것 같다. 나트륨 함량을 줄이고 좋은 기름에 튀기는 방식으로 제조법에서 발전한다면 지금보다 더 안심하고 먹을 수 있지 않을까 기대해본다.

이것만은 꼭 기억합시다!

- 라면이 정말 먹고 싶다면 라면을 먹을 수 있는 여분의 칼로리를 미리 마련해두고 라면은 반 개만 끓이되 채소와 달걀흰자를 추가해 만들어 먹을 수 있다.

- 라면을 반 개만 끓이면 양과 칼로리는 반으로 줄었지만 달걀흰자의 단백질과 여러 종류의 채소를 넣었기 때문에 다시 양도 늘어나고 라면 본래의 맛을 즐길 수 있다. 물론 국물은 먹지 않으면 더 좋다.

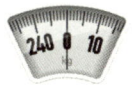

야심한 시각,
배가 고프다면 이렇게 해보자

언제든 배고프면 음식을 가볍게 먹는 것이 좋다. 배가 너무 고픈데 참고 있으면 그때 근육을 에너지원으로 써버리기 때문에 근육 손실이 일어날 수도 있기 때문이다. 그래서 보디빌더들은 자다가도 일어나 챙겨 먹는다. 근육 손실을 줄이기 위해서다.

여기서 딜레마는 근육 손실을 우려해서 먹었는데 과식이 되어 오히려 지방이 늘 수도 있다는 점이다. 배가 고픈지 안 고픈지도 정확한 분간이 어려울 수도 있다. 심리적인 허전함은 허기에 한몫하기 때문이다.

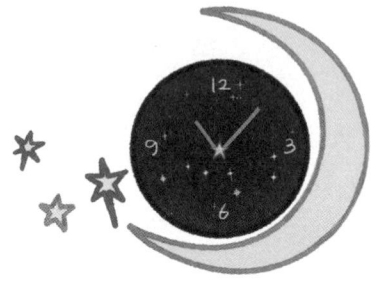

다이어트에 비교적 익숙한 사람들은 하루의 식단을 먼저 짠 다음, 하루 소량의 세끼 외에도 2~3회에 걸쳐서 조금씩 간식을 먹는 안전한 방식을 쓴다. 보통 다이어트할 때 저녁 6시 이후로는 아무것도 먹으면 안 된다는 말을 하는데, 이것도 일종의 다이어트 방법에 대한 선입견이다. 한 개인의 하루 활동량과 식사량 그리고 그날의 상황에 따라 달라야 하고 하루 총 섭취량에 의해 더 먹어야 되는 날도 있기 때문이다.

아무리 시간이 늦었어도 배가 고프면 달걀흰자 2~3개와 제철 과일 중에서 100~200g 정도는 먹어도 좋다. 또는 두유 한 잔에 호밀 빵 한 조각 정도도 괜찮다. 가벼운 음식으로 허기를 면할 정도만 먹어도 배가 고파서 밤새 뒤척이는 일 없이 숙면을 취할 수 있다.

식사 후 소화가 되는 시간을 고려해서 잠자리에 들기 3~4시간 전에 저녁을 먹는 것이 좋다. 운동도 잠자기 2시간 전까지는 마쳐야 수면을 위한 호르몬이 분비되어 몸에 가장 이상적이다. 하지만 이 역시 개인의 상황에 따라 다르게 적용해야 할 것이다.

아침에는 탄수화물 위주로 먹고, 저녁은 활동량이 적고 에너지

대사가 느리므로 탄수화물보다는 근육 합성을 위한 단백질 위주로 적당량으로 먹는 것이 다이어트에 효과적이다. 물론 하루 전체 식사량을 고려해서 분배해야 한다.

다이어트를 하려고 결심한 어느 날, 마치 자신의 의지력을 시험하듯이 저녁 6시 이후에는 아무것도 안 먹겠다고 선언하고 배고픔을 참고 있지는 않은가? 배가 고플수록 배고픔을 참는 자신이 대견하고 체중이 바로 줄어드는 느낌이 들 수도 있다. 전쟁 같은 배고픔의 밤을 보내고 용감하게 출근을 했지만, 왠지 일의 능률은 떨어지고 몸은 계속 피로하다. 그러면 점심은 생각보다 많은 양을 먹게 된다. 이때 몸은 주인이 언제 자신을 굶길지 모르는 비상 사태가 되어 에너지 대사는 서서히 일어나게 된다. 6시 이후에 저녁을 먹었을 때보다 훨씬 체지방이 잘 쌓여 비상시에 유리하게 만드는 것이다.

몸이 지방을 먼저 축적하면 기아 상황에서 훨씬 잘 버틸 수 있기 때문에 에너지 효율 면에서 체지방이 좀더 잘 쌓이는 몸으로 변하게 된다.

다이어트를 위해서 저녁을 아주 적게 먹거나 아예 굶은 것이 과연 다이어트에 도움이 된 일이었을까? 체중계상으로는 살이 빠져 있을지도 모르지만 그것은 지방 대신 근육이 빠졌을 가능성이 아주 높다. 여기에 운동 자체가 없었다면 더욱 그렇다.

다이어트는 어느 날 한 가지 행동 하나만으로 모든 것이 결정

되는 것은 아니다. 행동 전체를 고려해 멀리 보고 가야 하는 부분이다.

이것만은 꼭 기억합시다!

• 배가 너무 고픈데 참고 있으면 근육을 에너지원으로 써버리기 때문에 근육 손실이 일어날 수도 있으므로, 아무리 시간이 늦었어도 배가 고프면 계란·두유·과일 등 가벼운 음식을 허기를 면할 정도만 먹는 것이 좋다.

• 배고픔을 참는다면 몸은 지방을 먼저 축적해 에너지 효율 면에서 훨씬 기아 상황에서 잘 버틸 수 있는 체지방이 잘 쌓이는 몸으로 변하게 된다.

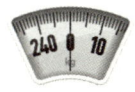

다이어트 성공을 돕는
환경 만들기

'견물생심見物生心'이라는 말은 다이어트에서도 통한다. 실제로 보면 그것을 가지고 싶은 욕심이 생긴다는 뜻인데, 먹음직스러운 음식이 있으면 당연히 절제하지 못하고 평소보다 더 먹게 된다. 다이어트를 하려고 마음을 먹었다면 우선 집에 정크푸드를 쌓아두지 않는 것이 음식을 앞에 두고 스스로 절제하려고 노력하는 것보다 훨씬 낫다. 특히 평소 좋아하던 간식은 더욱 자제력을 시험하게 할 것이다.

만약에 사탕이나 초콜릿, 아이스크림 등을 간식으로 먹는 습관이 있다면 이렇게 해보자. 여러 가지 과일을 준비한 후 깎아서 밀폐 용기에 담아 냉장고에 두고 하루에 100~200g 정도로 먹으면 아이스크림보다 몸에 좋고 칼로리도 몇 배로 덜 수 있다. 과일과 함께 좋아하는 채소를 사용하면 낮은 칼로리로 비타민과 미네랄을 충분히 섭취할 수 있으므로 정크푸드를 먹는 것보다 영양 면에서 훨씬 유리하다.

나쁜 음식을 집에 두지 않게 되었다면 이번에는 좋은 음식으로 냉장고를 채워야 한다. 우선 단백질 급원인 달걀은 항상 준비되어 있어야 하고, 채소와 과일 외에도 현미와 견과류와 고구마, 단호박도 잊지 말고 준비해둔다. 이외에도 지방을 제거한 살코기와 생선을 마련해둔다. 그러나 아무리 좋은 음식이라도 눈에 보이면 모두 먹어버리는 식성이라면 현미나 달걀, 채소 같은 기본적인 음식 재료만 미리 준비해두고 필요할 때마다 조금씩 사서 요리하는 방식도 좋다.

또한 집 안을 단순하고 깔끔한 환경이 되도록 청소하는 것도 다이어트에 도움을 준다. 잘 정돈된 실내는 마음을 더 편안하게 하고 기분 좋게 만든다. 청소를 하는 과정에서도 그냥 먹거나 잠만 자는 것보다 에너지를 많이 소비하기 때문에 여러 가지로 다이어트에 이롭다.

깔끔하게 청소된 집 안을 바라보며 몸에 좋은 음식으로 손수 식사를 준비하고, 간식까지 여러 번 먹을 수 있다면 다이어트가 행

복하고 즐거운 일이라는 것도 알게 된다. 다이어트가 어렵고 고통
스럽다는 것도 일종의 선입견이다.

이것만은 꼭 기억합시다!

• 견물생심은 다이어트에서도 동일하게 적용되는 말이다. 다이어트를
  하려고 마음을 먹었다면 우선 집에 정크푸드를 쌓아두지 않는 것이
  현명하다.

• 냉장고를 좋은 음식으로 채워야 하고, 또한 집 안을 단순하고 깔끔한
  환경이 되도록 청소하는 것도 마음을 편안하게 해주고 에너지 소비
  도 되므로 다이어트에 도움이 된다.

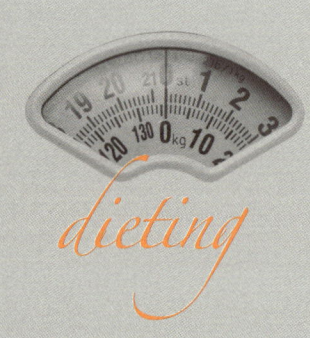

dieting

6

맞춤형
3단계 식사법과
간편 생활요리

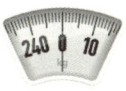

비교적 많이 먹으면서도
살을 빼는 1단계 식사법

체중을 감량하기로 마음을 먹었
지만 갑자기 자신의 식습관을 바꾸기가 어려울 때 쓸 수 있는 1단
계 식사법을 소개한다. 체지방이 정상 체중보다 많은 비만인 사람
의 하루 식사량을 살펴보면 생각보다 많은 양의 음식을 먹고 있었
을 것이다. 그러므로 갑자기 하루 1,200~1,500kcal의 기초대사
량 정도의 식사를 하지 않아도 하루 권장량 정도만 정확하게 지
켜도 살이 빠지게 된다. 왜냐하면 비만이 된 사람은 분명히 지나
치게 많이 먹던 시간들이 쌓였기 때문이고, 현대의 식생활 환경은
너무 쉽게 권장량을 넘길 수 있기 때문이다.

하루 권장량을 넘기기는 생각보다 간단하다. 예를 들어 한식으로 하루 세끼를 먹는다고 했을 때 한 끼에 600kcal로 잡으면 하루 총 섭취량은 1,800kcal가 된다. 여기에 무심코 마신 휘핑크림과 시럽이 들어 간 커피 한 잔이 350kcal가 넘고, 간식으로 빵을 2~3개 먹는다면 800kcal가 추가된다. 저녁에 야식으로 치킨 반 마리 1,000kcal에 피자 2조각을 먹었다면 1,200kcal가 더해진다. 이걸 모두 합하면 하루에 섭취한 전체 칼로리는 5,150kcal가 된다. 샐러드에 고칼로리 드레싱을 첨가하거나 탄산음료를 마시고 간간이 간식으로 먹은 아이스크림까지 있다면 칼로리가 늘어날 것이다.

그러므로 무리하지 않게 다이어트를 시작할 때에는 먹는 음식의 종류를 곡물과 지방이 적은 살코기와 생선, 채소와 과일 등의 자연스러운 음식으로 바꿔주면 된다. 하루의 먹는 음식의 양을 줄이지 않고도 칼로리를 낮추고 건강식으로 먹을 수 있어서 1단계 다이어트가 가능하다. 그러려면 꼭 체중 감량에 성공해서 달라지겠다고 마음을 먹는 것이 중요하다. 어쩌면 잘 알고 있는데도 지금까지 해오지 않았을지 모르지만 본인이 변하려면 실천해야 한다.

다이어트 식단을 보다 쉽게 실천하기 위해서는 어떡하면 좋을까? 일단 정크푸드와 가공 식품을 제한하고 외식에서는 한식으로 먹기로 한다. 물론 외식을 하지 않는다면 나트륨 섭취와 칼로리도 줄일 수 있지만 밥을 사먹어야 하는 입장이라면 칼로리가 비교적 낮은 한식을 택하는 것이 좋다.

1단계 식단의 예를 보자. 1단계는 하루 권장량이나 하루 1,600~1,800kcal를 기준으로 한다.

아침 (집에서) 밥 2/3공기, 된장찌개, 달걀 프라이 1개, 김치 작은 1접시, 나물무침 1접시, 고등어구이 1토막
점심 (회사에서 외식으로) 비빔밥 1인분
저녁 (집에서) 밥 1공기, 쇠고기 안심 구이 200g, 김치 작은 1접시, 나물무침 1접시

한 끼에 600kcal 정도로 잡으면 세끼에 약 1,800kcal다. 여기에 간식을 선택해도 되고 안 해도 되지만, 비교적 에너지 밀도가 낮은 음식으로 골라서 간식을 준비해보기로 한다. 하루 종일 세끼 식사 사이에 먹는 간식은 다음과 같다.

• 삶은 달걀 2개 : 140kcal
• 아몬드 15알 : 105kcal
• 바나나 작은 것 2개 200g : 186kcal
• 저지방 플레인 요거트 2개 : 180kcal

간식의 칼로리를 모두 합하면 611kcal다. 하루 동안의 세끼 식사와 간식을 전부 합하면 2,411kcal다. 이 정도의 분량이면 성인

남성의 하루 권장량 정도지만, 비만이거나 고도 비만인 경우는 체중이 늘수록 하루 권장량 또한 늘어나기 때문에 이 정도의 칼로리로도 배고픔을 호소할 수 있다.

하루 동안 이렇게 자신이 먹은 칼로리를 기록해보면 그동안 얼마나 무작정 많이 먹었는지도 실감할 수 있게 된다. 몸을 위하는 좋은 음식이 아니라 고칼로리에 성분은 지방이나 좋지 않은 탄수화물이고, 소금과 설탕, 트랜스 지방 함량만 더 높였을 것이다. 하지만 신경 써서 섭취하는 음식을 자연스러운 음식으로 바꾸면 먹는 양을 평소보다 조금만 줄이면서도 칼로리는 절반 정도까지 줄일 수 있다. 그뿐만 아니라 가공 식품을 피하고 좋은 지방을 섭취하기 때문에 대사 장애로 올 수 있는 질병들도 미리 예방할 수 있다.

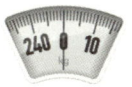

1단계 식사법을 위한
간편 생활요리 ①

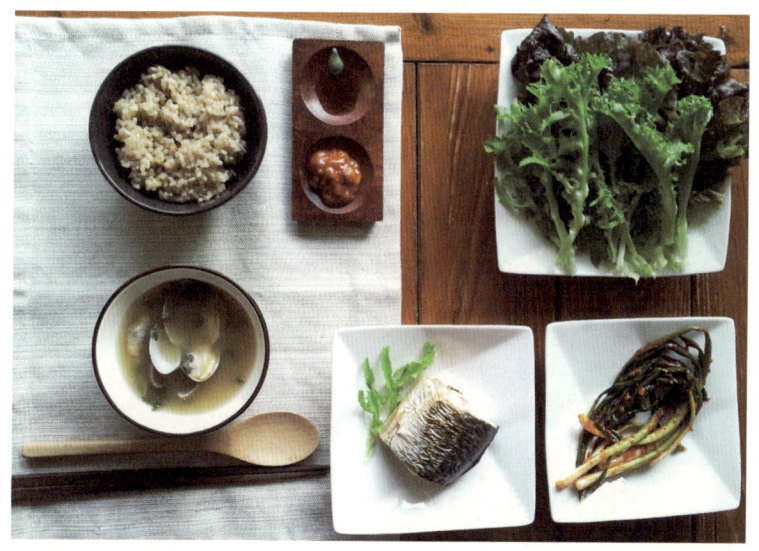

삼치구이 현미밥 다이어트식

382kcal

🐟 **삼치구이 재료** 삼치 100g, 레몬즙 또는 식초 2ts

🍴 **함께 곁들이는 식단** 쌈 채소 50g, 현미밥 100g, 파김치 1인분, 바지락 쑥 된장국 100g

생선구이는 왠지 어렵고 복잡할 거라고 생각할 수 있지만 생선을 물에 한번 씻은 후 물기를 빼고, 그릴에 약 15분 정도 구우면 그야말로 기름기 하나 안 들어간 담백한 생선구이가 완성된다. 비린내를 제거하기 위해서 레몬즙이나 식초 또는 와인을 바른 후 구워도 좋다.

단백질이 풍부한 삼치구이 현미밥 다이어트식의 칼로리는, 삼치 100g에 178kcal, 현미밥 약 1/2공기인 100g에 150kcal, 쌈 채소 9kcal(50g), 파김치 20kcal(1인분), 바지락 쑥 된장국 25kcal(100g)로 칼로리가 낮다. 모두 합하면 382kcal 정도가 된다.

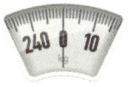

1단계 식사법을 위한
간편 생활요리 ②

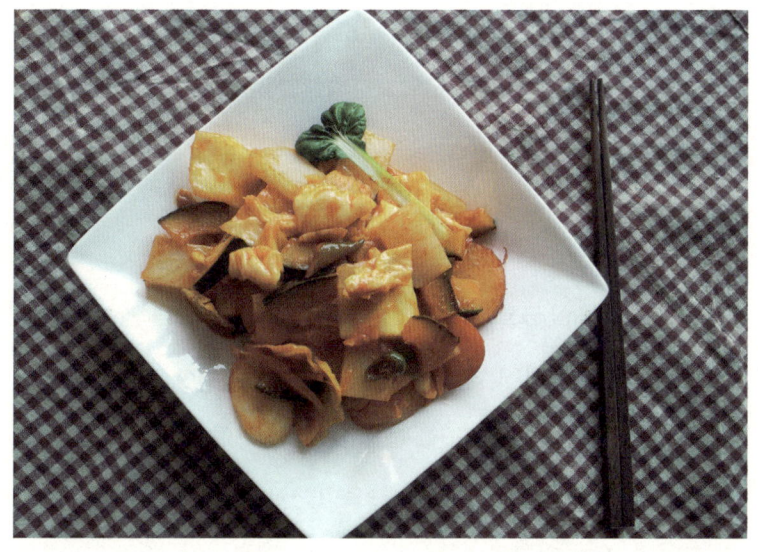

곤약 모듬 채소 떡볶이(1~2인분)

400kcal

재료 곤약 150g, 떡국 떡 50g, 고구마 50g, 어묵 20g, 단호박 150g, 청양 고추 1개, 양파 50g, 양배추 50g, 다진 마늘 1/2Ts, 올리브유 1ts

소스 토마토 케첩 1Ts, 고추장 1과 1/2Ts, 올리고당이나 설탕 1ts

만드는 법

1. 달군 팬에 올리브유 1ts을 살짝 두르고 다진 마늘을 볶다가 양파를 추가해 볶는다.

2. ①에 물 1컵을 넣고 잘 저어준다.

3. 고구마는 얇게 원형으로 썰고, 단호박도 먹기 좋게 썰어서 ②에 넣고 익힌다.

4. ③이 익으면 떡국 떡과 어묵, 양배추를 넣고 다시 한 번 끓인 후 모든 재료가 익으면 접시에 보기 좋게 담는다.

분식 종류는 다이어트할 때 피하는 음식이지만 떡볶이의 유혹을 뿌리치기란 쉽지 않다. 최대한 칼로리를 줄이고 몸에 좋은 채소를 넣어 직접 떡볶이를 만들어 먹는 것은 어떨까?

여기서 주의할 점은 어묵의 칼로리는 100g당 140kcal로 높은 편이니 20g 이하로 넣고, 떡국 떡도 칼로리가 높으니(100g당 240kcal) 50g 정도만 넣어서 탄수화물과 칼로리를 줄여야 한다. 지방질이 많은 올리브유는 1ts에 45kcal나 되므로 팬에 살짝 묻혀만 준다는 느낌으로 적은 양을 사용하는 것이 좋다.

반면에 곤약은 칼로리가 없고 변비에 효과적이어서 주재료로 사용하는 것이 좋다. 단호박도 칼로리가 100g당 66kcal로 낮고, 눈 건강에 좋으며 미네랄과 비타민이 풍부해 면역력을 높여주는 식품이므로 곤약과 같은 분량으로 넣는다.

소개한 레시피는 2인분 정도의 양이지만 양에 비해서 칼로리가 낮은 편이므로 그동안 다이어트로 인해서 지친 자신을 위로해주는 음식이라 생각하며 포만감이 들 정도로 먹자.

곤약 모듬 채소 떡볶이는 아주 가끔만, 다이어트에 지치고 떡볶이가 굉장히 먹고 싶을 때 편법으로 만들어 먹어야 한다. 그렇지 않으면 음식을 많이 먹는 습관에 자꾸 길들여지기 때문이다.

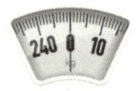

음식에 자유로우나
엄격한 규칙이 있는 2단계 식사법

많은 사람이 권장 칼로리를 지키는 것만으로는 살이 빠지지 않는다고 말할 것이다. 그러나 엄밀하게 말해 권장 칼로리만 정확히 지켜도 천천히 빠질 수는 있다. 살이 빠지지 않는 이유는 권장 칼로리를 지키지 못했거나 오히려 초과되었기 때문이다.

다이어트를 결심하면서 하루 800~1,000kcal만 섭취하며 살기로 마음먹고 하루나 이틀 정도는 단식을 했을지도 모른다. 그러나 이후 과식과 폭식이 이어지고, 후회하며 다시 다이어트를 결심하는 과정이 몇 번이나 반복하다 오늘의 모습이 된 것이다. 어쩌면 권장 칼로리를 지키는 1단계도 꾸준히 실천하기 어려웠을

지도 모른다.

1단계의 단점은 시간이 오래 걸린다는 점이다. 그리고 그만큼 인내심을 발휘해야 효과가 나타난다. 2단계는 좀더 빠른 효과를 내며 다이어트를 진행하고 싶은 사람들을 위한 방식이다. 하루 칼로리를 자신의 기초대사량보다 약간 높게 잡고 운동은 1~3단계 중 선택하면 된다. 여성의 경우 하루 칼로리를 1,200~1,500kcal로 잡고, 남성의 경우 1,500~1,800kcal로 잡으면 된다.

운동은 2단계와 3단계를 선택해서 하면 체지방 감량에 더욱 효과적이지만 개인의 상황에 따라서 1단계를 해도 무방하다.

2단계 식사법은 자신의 기초대사량 수준으로 먹으면서 어느 정도는 다이어트에 자신감이 붙은 사람일수록 효과가 좋다. 1단계를 통해 조금이라도 달라진 모습을 보면서 가능성을 보았기 때문이다. 그리고 항상 이 정도를 지키는 것이 아니라 일주일에 한두 번은 1단계 식사를 병행하면 된다. 자신의 권장량에서 그동안 먹고 싶었던 음식으로 먹을 수 있는 날을 정하면 된다. 2단계 식사법의 예를 들면 다음과 같다.

아침 고구마 150g, 달걀 1개, 사과 반쪽 100g(총 319kcal)
점심 (회사에서 동료들과 외식으로) 참치회 덮밥 1인분
tip! 밥을 반 정도 덜어서 칼로리를 낮추기(총 450~550kcal)

> **저녁** 닭가슴살 구이 150g, 현미밥 1/3공기, 김치 1접시, 나물무침 작은 1접시(총 313kcal)

여기까지 세끼 식사의 칼로리는 1,026~1,182kcal다. 다음으로 하루 종일 먹는 간식도 살펴보자.

> - 견과류 25g(145kcal)
> - 저지방 우유 1잔 200ml(80kcal)
> - 크림과 설탕이 든 커피 또는 유자차 1잔(70kcal)
> - 기타 녹차나 보리차 등은 칼로리가 거의 없으므로 물 대신 수시로 마셔도 좋다.
> - 바나나 200g(186kcal)
> - 구운 달걀 2개(140kcal)

간식의 총 칼로리는 621kcal다. 하루 세끼 식사와 간식을 모두 합하면 1,652~1,803kcal 정도가 된다. 만약에 하루 칼로리를 1,200kcal로 잡으려면 간식을 먹지 않아야 한다. 그러나 메뉴를 조금 바꿔주거나 간식을 줄여서 1,300~1,400kcal로 맞춰주어도 된다.

하루의 식사 방식도 자신의 상황에 맞게 아침-점심-저녁의 순서를 바꿔도 되지만, 될 수 있으면 저녁에는 단백질 위주로 먹어야 체지방이 덜 쌓인다. 밤에는 활동량이 줄어들기 때문이다. 아침에는 하루의 활동량을 생각해서 탄수화물 위주로 먹는 것이 좋다.

하지만 중요한 것은 내가 정한 하루 칼로리를 지키려고 노력하는 것이다.

다이어트는 어느 한 가지만 가지고 쉽게 결과를 보장할 수가 없다. 전체를 보고 생각해야 한다. 그리고 무엇보다도 본인의 상황에 맞게 식단을 재구성할 줄 알아야 한다.

앞서 제시한 식단도 본인의 상황에 맞게 약간씩 변형해보자. 고구마 대신에 굽거나 찐 단호박이나 호밀 식빵 한 장으로 바꾸어도 된다. 어떤 날은 바나나 대신에 칼로리가 더 낮은 방울토마토나 키위를 선택해 번갈아 먹어도 된다. 저녁의 단백질 섭취를 보다 다양하고 맛있게 하려면 달걀흰자 4개에 노른자 1개로 달걀말이를 만들어 먹어도 좋다. 닭가슴살에 질렸다면 생오징어를 데쳐 초고추장에 찍어 먹을 수도 있다.

그날의 식단을 기록하는 것을 추천한다. 아주 정확하거나 구체적이지 않아도 좋다. 꾸준히 기록하다 보면 하루의 음식 섭취량을 쓰지 않고도 충분히 기억하게 될 것이다. 물론 이 단계가 되면 다이어트에 어느 정도는 성공해서 3단계를 바라보게 된다.

아무리 다이어트를 하겠다고 굳은 결심을 해도 2단계 식사법을 매일 지키기는 어렵다. 몇 번 정도는 하루 권장량만 지키는 1단계로 돌아갔다가 와도 좋다. 중요한 것은 내가 정한 감량 목표를 이루는 일이다.

　꼭 체중이 아니더라도 치수가 줄어들어 작아서 입지 못했던 치마가 헐렁해지고 꼭 끼었던 바지를 편하게 입을 수 있으면 된다. 기분은 훨씬 좋아졌을 것이다. 그러다 보면 슬슬 나도 모델 몸매처럼 완벽해지고 싶어진다.

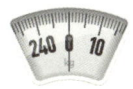

2단계 식사법을 위한
간편 생활요리 ①

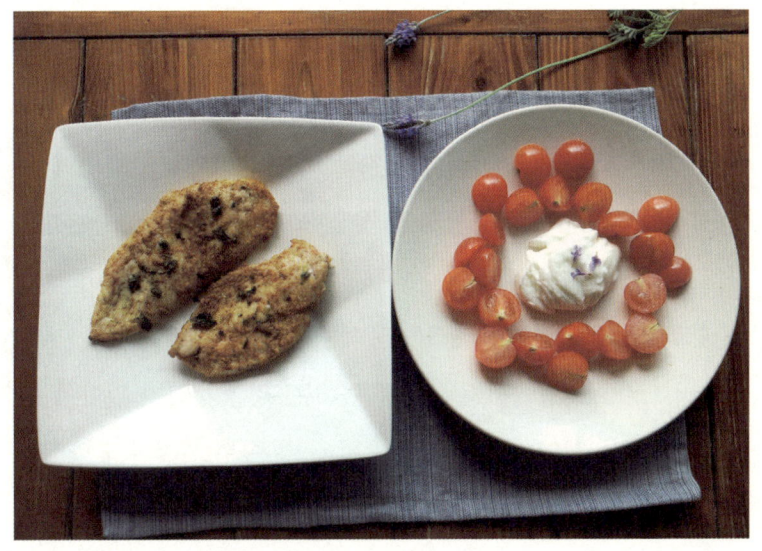

닭가슴살 카레 구이

<mark>203kcal</mark>

방울토마토 샐러드

<mark>61kcal</mark>

재료 닭가슴살 150g, 카레가루 10g, 소금과 후추 약간, 바질가루 1ts, 방울토마토 100g, 플레인 요거트 1/2개

만드는 법

1. 닭가슴살은 소금·후추·바질가루로 간을 해둔다. 바질 대신 로즈마리도 좋다. 허브가 없을 경우는 소금과 후추만 써도 된다.

2. ①에 카레를 묻힌 후 오븐이나 그릴에 약불로 15분 정도 굽는다.

3. 접시에 방울토마토와 플레인 요거트 1/2개를 담는다. 방울토마토는 다른 과일로 대체해도 된다.

다이어트를 할 때 닭가슴살을 먹는 이유는 저지방 고단백 식품을 섭취함으로써 몸의 변화를 빠르게 만들기 위해서다. 엄밀히 말하면 저지방으로 칼로리를 줄이고 고단백으로 몸을 구성하고 있는 중요한 영양소인 단백질을 보충해주기 위해서다.

그러므로 요리법에서 칼로리를 높이는 우를 범하지 말아야 한다. 항상 먹는 닭가슴살을 맛있게 먹을 수 있는 자신만의 방식을 찾아두거나 칼로리가 낮은 소스를 알아두는 것이 다이어트를 오래 지속할 수 있는 방법이다. 맛있게 먹을 수 있는 음식이어야 다이어트를 즐길 수 있기 때문이다.

닭가슴살 요리는 2가지로 나눈다. 하나는 기름에 튀기거나 굽는 방식이고 하나는 기름을 쓰지 않고 굽거나 삶는 방식이다. 닭가슴살 스테이크를 할 때는 올리브유를 가능한 한 적게 사용해서 팬에

굽는 것이 좋다. 소스는 칼로리가 낮으면서 비교적 입맛에 맞고 단순한 것을 선택하거나 무침 등에 사용하는 소스를 자유롭게 사용하면 맛있게 닭가슴살 샐러드를 즐길 수 있다.

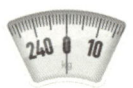

2단계 식사법을 위한
간편 생활요리 ②

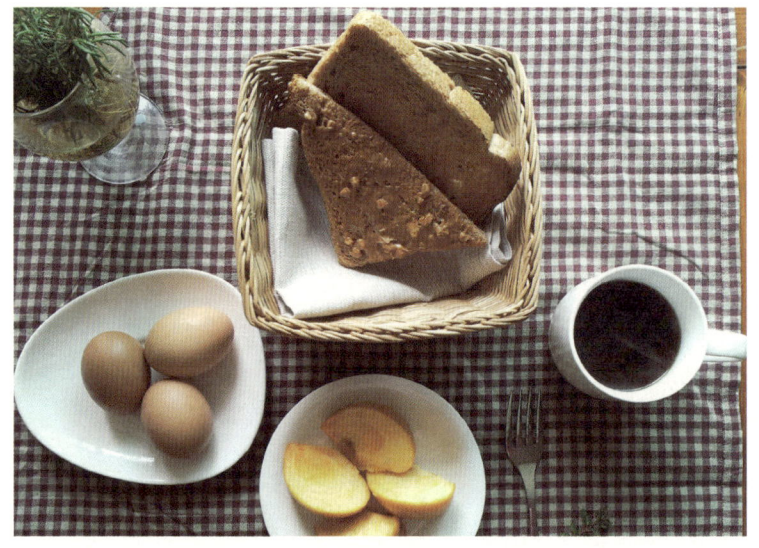

땅콩버터잼을 바른 호밀 식빵

180kcal

삶은 달걀

334kcal

재료 호밀 식빵 1장, 땅콩버터잼 1ts, 삶은 달걀흰자 3개, 삶은 달걀 노른자 1개, 단감 100g

만드는 법

1. 호밀 식빵 1장에 땅콩버터잼을 바른다.

2. 삶은 달걀은 흰자 3개와 노른자 1개를 준비한다.

3. 블랙커피와 단감을 준비해 함께 먹는다.

이렇게 간단하게 한 끼를 먹으면 호밀 식빵 120kcal, 땅콩버터 잼 45kcal(약 15g), 단감 44kcal(100g), 삶은 달걀노른자 한 개에 55kcal, 달걀흰자 3개에 51kcal, 블랙커피 0kcal로 총 315kcal 정도가 된다.

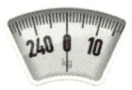

원하는 몸매를 만드는
아주 엄격한 3단계 식사법

　　　　　　　　　　3단계는 전문가 수준이라고 보면 된다. 전문가조차도 다듬어진 몸을 유지하는 일은 어렵다. 보디빌더들도 시즌과 비시즌의 몸이 다르다. 모델들이 패션쇼를 앞두고 아주 엄격하게 식사 제한을 하는 것을 보면 충분히 알 수 있다.

　하물며 온종일 자신의 몸을 만들기 위해 모든 에너지를 투자하면서 운동하고 식단을 꼼꼼하게 계획해서 그대로 실행할 뿐만 아니라 충분히 숙면을 취할 수 있는 평범한 사람이 얼마나 될까? 시간과 경제력이 뒷받침해준다고 해도 어려운 일이다.

　그러나 다이어트를 하겠다고 결심한 많은 사람들은 모델이나 연예인의 '마른 몸'을 목표로 삼는다. 그리고 살을 빼기 위해서는 더욱 인내심을 가지고 식사를 제한해야 한다고 생각한다. 다이어트를 결심한 사람에게 지극히 정상적으로 나타나는 생각이지만 마른 몸에 집착한 나머지 거식증·폭식증 등으로 발전하기도 한다.

섭식장애로 인한 사망률은 5~18%에 이른다. 더이상 섭식장애는 패션모델들에게만 나타나는 특별한 질병이 아니다. 일반인, 특히 10~30대의 여성들에게도 많이 나타난다.

그러나 심리적인 원인 또한 개인마다 다르므로 '자신의 체중을 지금보다 줄여서 더 나아지고 싶은 마음이 어디가 잘못되었는지?' '섭식장애가 심각하게 진행되고 있는데도 왜 자각하지 못했는지?' 등에 대해 섭식장애가 더 나빠지기 전에 자신을 바로 보는 것이 중요하다.

지금도 날씬한데 더 나아지겠다고 욕심부리는 자신을 책망하라는 말이 아니다. 누군가 뚱뚱하다며 자신을 놀렸다고 보란 듯이 더 살을 빼겠다고 결심하라는 것도 아니다. 몸을 만드는 일은 본인을 위한 일이어야 한다. 어떤 선택을 하든지 선택을 하는 자신을 사랑하고 자신의 선택에 당당하면 된다.

사람에 따라서는 직업상 몸매를 유지해야 되는 일도 있고 일반인이지만 자신이 좋아서 그렇게 유지하고 싶은 사람도 있다. 누군가의 강요에 의한 것이 아니다. 설사 누군가 나에게 마른 몸을 요구한다고 하더라도 그건 그 사람의 일이지 나의 일은 아니다. 본인이 만족하고 자존감을 느끼는 일이 먼저다. 누군가의 욕구를 충족시키기 위해서 내가 있는 것이 아니다.

심지어는 깡마른 모델을 고집하던 모델계도 서서히 변하고 있다. 건강한 아름다움을 추구하는 사회적 변화 때문인지도 모른다. 탄탄하고 균형 잡힌 몸을 만드는 일도 거저 되지는 않는다. 탄력 없이 그저 마르기만 한 몸이 되지 않고 날씬하고 탄탄한 몸을 만들려면 우선 세끼 식사를 빠짐없이 챙겨야 한다. 필요하다면 소량의 간식을 2~3번 식단에 넣어도 좋다.

하루 식사량은 기초대사량 정도로 약 1,200~1,500kcal가 되도록 잡는다. 2단계 식사법과 칼로리는 같지만, 다른 점은 1단계로 내려가서 하루 권장 칼로리만큼 먹는 일이 없다는 점이다. 오히려 1주일에 한두 번은 1,000kcal로 먹어야 한다.

운동은 1~3단계 중에서 자신이 실천 가능한 것으로 하면 된다. 3단계 식사법에서는 음식의 섭취량이 적기 때문에 무리하게 운동을 하지 않고 자신에게 맞는 수준으로 선택하도록 한다.

고구마와 호밀 식빵, 현미밥, 생선, 살코기, 우유나 두유, 콩, 미역과 김 같은 해조류, 과일과 채소로 구성된 질 높은 식사를 한다. 이런 음식으로 하루 식사를 구성하면 낮은 칼로리로 건강하고 예쁜 몸을 만들 수 있다. 칼로리만 높았지 영양은 거의 없는 식사를 한다면 남는 에너지는 몸에서 지방으로 쌓이고 온갖 성인병을 부를 뿐이다.

날씬해진다는 이면에는 이렇게 건강하게 살 수 있다는 의미도 포함된다. 물론 3단계는 개인의 선택이다. 2단계에서 끝내도 건강하고 자신의 체중에 만족한다면 문제가 없다.

3단계 식사법은 다음과 같다.

아침 현미밥 1/3공기, 김치 작은 1접시, 달걀흰자 3개와 노른자 1개로 만든 오믈렛, 미역국 1그릇(콩나물국이나 다른 맑은 된장국으로 대체해도 된다), 기타 나물이나 담백한 반찬 작은 1접시
점심 바나나 1개, 구운 달걀 2개, 두유나 우유 1잔, 고구마 100~150g
저녁 양상추와 채소를 섞은 닭가슴살 샐러드 200g, 호밀 식빵 1장, 땅콩버터잼 1ts
간식 견과류 25g, 과일 100g, 저지방 플레인 요거트 1개

식단의 칼로리를 전부 합하면 약 1,200~1,500kcal가 된다. 식사의 순서와 음식의 종류를 조금씩 바꿔도 좋다.

닭가슴살 대신에 두부나 생선 등으로 하루 단백질 섭취량도 만족시켜야 한다. 3단계 식사법은 단백질이 약 70g 정도가 된다. 채소와 과일의 종류를 다양하게 바꿔가면서 먹으면 다이어트 스트레스도 줄고 의외로 1,500kcal 안에서 많은 음식을 먹을 수 있다. 물론 몸에 좋고 에너지 밀도가 낮은 음식 재료여야 한다.

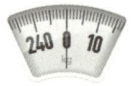

3단계 식사법을 위한
간편 생활요리 ①

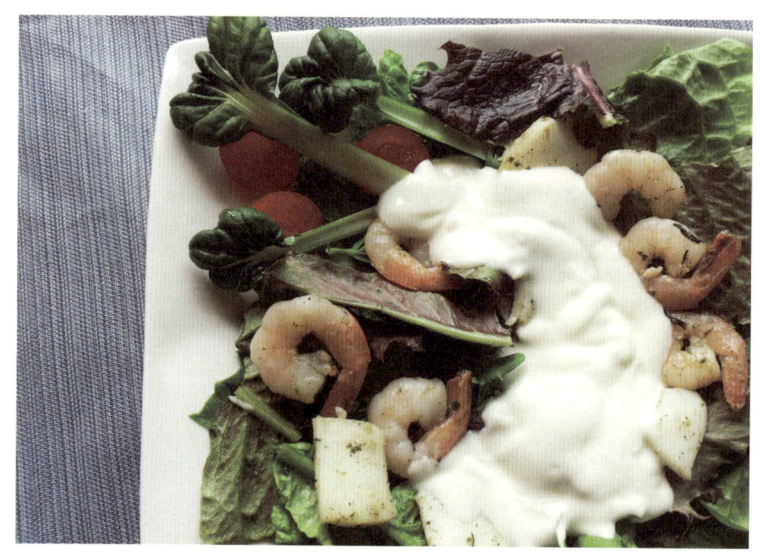

시푸드 샐러드

180kcal

재료 새우 50g, 오징어 25g, 상추 3장, 잎채소 2장, 방울토마토 2개,

소금과 후추 약간, 올리브유 1ts

드레싱 마요네즈 5g, 플레인 요거트 1/2개

만드는 법

1. 달군 팬에 올리브유를 두르고 새우와 오징어를 볶으면서 소금과 후추로 간을 맞춘다.

2. 상추와 잎채소를 씻어서 물기를 제거한 후 접시에 놓고 ①을 채소 위에 올린다.

3. 만들어놓은 드레싱을 잘 저어서 섞은 후 ②에 뿌린다.

샐러드에서는 드레싱에 따라서 칼로리 차이가 많이 나기 때문에 칼로리가 높은 마요네즈는 최소한으로 넣고 대신에 플레인 요거트를 더 넣는다. 새우는 100g당 93kcal, 오징어는 87kcal로 낮은 편이다. 간장이나 발사믹 드레싱으로 대체하면 칼로리를 더 줄일 수 있다.

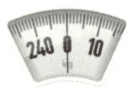

3단계 식사법을 위한
간편 생활요리 ②

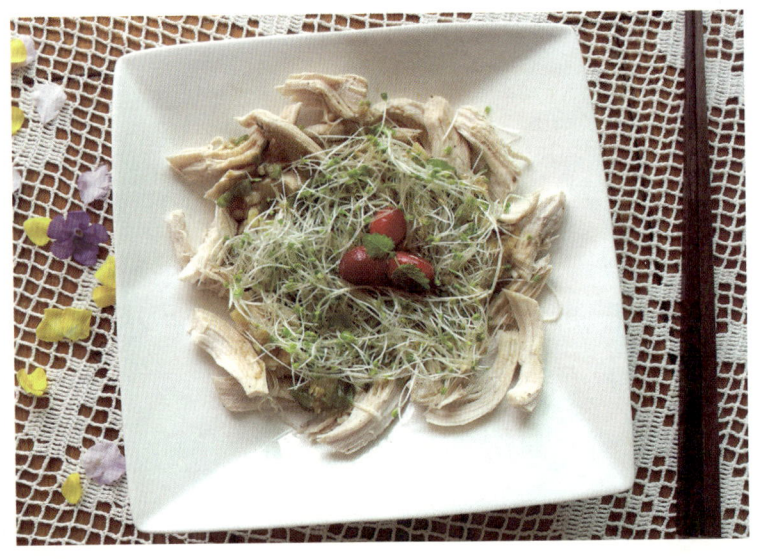

닭가슴살 샐러드

130kcal

재료 닭가슴살 100g, 새싹 채소 또는 원하는 채소 조금, 후추 약간, 마늘 2쪽

드레싱 간장 1Ts, 식초 1/2Ts, 올리고당 또는 설탕 1Ts, 다진 마늘 1쪽, 청양 고추 1/2개 다진 것, 참기름 1/2ts, 후추 약간

만드는 법

1. 닭가슴살은 비린내를 제거하기 위해 마늘 2쪽과 후추를 넣고 삶은 후, 손으로 결대로 찢어둔다.

2. 새싹 채소 또는 원하는 채소를 씻은 후 물기를 빼둔다.

3. ①과 ②를 보기 좋게 접시에 담는다.

4. 간장 소스 재료를 잘 섞은 후 ③에 골고루 뿌려준다.

닭가슴살 샐러드의 특징은 주방에서 흔히 볼 수 있는 재료로 드레싱을 만들었다는 것이다. 새싹 채소 외에도 삶거나 생으로 즐겨 먹는 채소를 사용해도 된다. 드레싱 자체도 칼로리가 높지 않고 여러 가지 채소를 선택해도 되기 때문에 전체적으로 칼로리가 높지 않다. 다만 간장 드레싱에서 참기름을 넣을 때는 많이 넣으면 칼로리가 높아지기 때문에 한두 방울만 떨어뜨려서 향이 은은하게 나도록 한다.

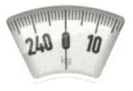

3단계 식사법을 위한
간편 생활요리 ③

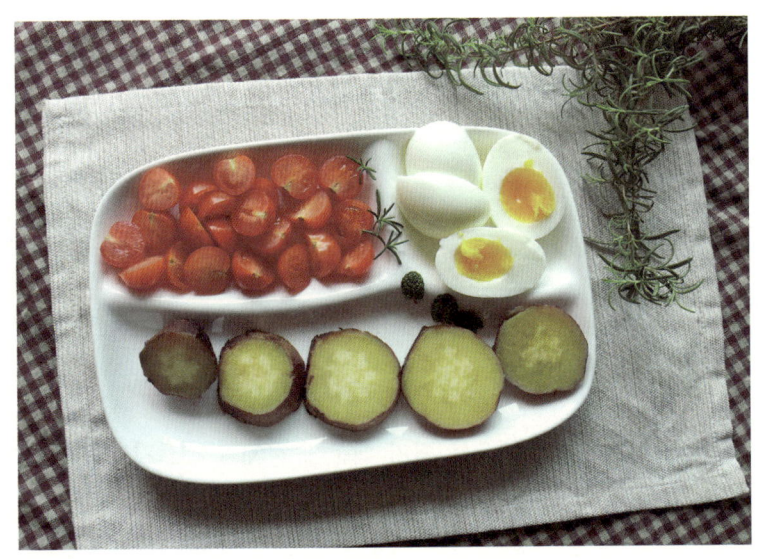

고구마 · 달걀 · 과일을 이용한 간단한 식사
298kcal

재료 찌거나 구운 고구마 150g, 삶은 달걀흰자 2개, 달걀노른자 1개,

방울토마토 100g

비교적 쉽게 차릴 수 있는 다이어트 식사를 마련해보았다. 고구마와 달걀을 삶은 후 방울토마토를 준비하면 완성이다. 별다른 요리법 없이 찌거나 굽는 방식에 채소와 과일을 깎아서 준비한 음식이다. 요리를 할 필요도 없고 칼로리도 더 높아지지 않는 장점이 있다. 밀폐 용기에 넣어서 도시락으로 준비해가도 좋다.

하루 식사 사이에 간식으로 먹을 때는 고구마와 달걀, 토마토 중에서 한 가지만 골라서 2~3시간 간격을 두고 먹는 방식으로 한다.

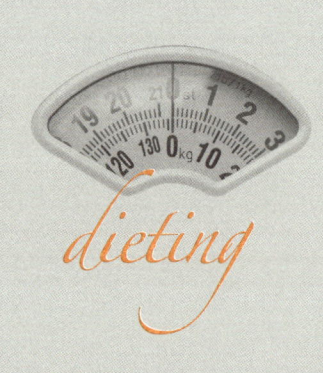

dieting

7

마음만 바꿔 먹어도 운동이 되는 3단계 운동법

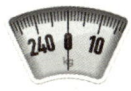

고된 운동은
할 필요가 전혀 없다

처음으로 다이어트를 시작하면서 하루에 산을 한 번씩 오르내리고, 하루에 줄넘기를 2천 개 이상을 한다는 사람들의 운동량은 너무 지나쳐서 당황스러울 정도였다. 그렇다면 다이어트를 시작할 때 운동량은 어느 정도가 적당할까? 그리고 운동 종목과 방법은 어떻게 하면 좋을까?

꾸준히 습관처럼 주 2~3회 이상 운동하는 사람들은 이미 자신의 운동 방식을 가지고 잘 하고 있기 때문에 조언이 필요 없다. 그러나 운동과는 담을 쌓고 있다가 어느 순간 다이어트를 결심하고 운동을 시작하려고 하는데 처음부터 전문가 수준의 운동을 한다면 문제가 생긴다. 처음 운동하는 사람들이 개인 트레이닝PT,

Personal Training을 받는 것을 꺼리는 것도 PT 자체가 전문가 수준의 운동을 하는 것처럼 방송 등을 통해 알려져 있어 자신이 하기에는 무리라고 생각하기 때문이다.

방송은 그야말로 쇼show의 성격이 강하다. 시청률도 생각해야 한다. 밋밋하게 꾸미면 채널이 돌아가기 때문에 다소 자극적으로 구성을 할 수밖에 없다. 다이어트를 하기로 마음을 먹은 출연자가 즐겁게 운동하며 식단을 정하고 큰 갈등 없이 꾸준히 다이어트를 진행하면서 한 달에 2~3kg씩 천천히 감량해가며 행복해하는 방송을 본 적이 있는가? 아마 잘은 몰라도 이런 재미없는 구성은 드물 것이다.

다이어트를 시작할 때 평소 운동량이 거의 없는 사람이라면 하루에 20~30분 정도 걷는 것만으로도 운동이 되고, 효과도 나타난다. 고도 비만이 아니고 관절이 약하지 않은 사람은 줄넘기를 해도 좋지만, 처음부터 줄넘기로 시작하기에는 다소 과하다.

다이어트에 대한 선입견을 버리지 못하고 자신만의 무리한 방식으로 운동을 하게 되면 부상을 입을 수도 있다. 전혀 운동을 하지 않은 상태에서 전문가처럼 운동하거나, 과체중의 몸을 이끌고 하루에 2시간 이상의 고된 훈련 같은 운동을 할 필요도 없다.

운동량은 자신의 기준에서 정해야 한다. 다이어트를 결심했다면 두려울 정도로 힘든 운동량과 지키기 어려운 무리한 식단을 짜서 시작해야 한다는 생각은 버려야 한다.

　몸을 변화시키는 일은 어떤 특정한 운동만 해야 하는 것도 아니고 정해진 다이어트 식단만이 있는 것도 아니다. 운동 방식과 식단을 나의 상황에 맞게 선택해서 현실적으로 감량해나가는 것이 가장 중요하다.

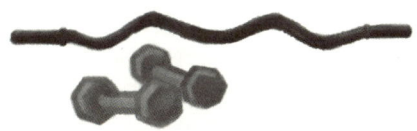

이것만은 꼭 기억합시다!

- 운동과는 담을 쌓고 있다가 처음부터 전문가 수준의 운동을 한다면 문제가 생긴다. 다이어트를 시작할 때 평소 운동량이 거의 없는 사람이라면 하루에 20~30분 정도 걷는 것만으로도 좋다.
- 운동량은 자신의 기준에서 정해야 한다. 다이어트를 결심했다면 두려울 정도로 힘든 운동량과 지키기 어려운 무리한 식단을 짜서 시작해야 한다는 생각은 버려야 한다.

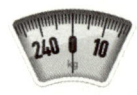

근육이 많아야
다이어트에 유리하다

근육이 많을수록 몸은 더 많은 칼로리가 필요하다. 똑같은 음식을 먹어도 근육이 많은 몸은 체지방을 많이 소비한다. 다이어트 도중에 단기간에 살이 많이 빠졌다 해도 근육이 손실되었다면 마이너스적인 효과를 본 것이고, 약간의 체중 증가가 있더라도 근육이 증가되었다면 멀리 보았을 때 다이어트에 훨씬 유리한 몸이 된 것이다.

더욱이 음식을 너무 제한하면 몸이 비상 상태로 인지해 버린다. 이 경우 근육을 우선적으로 분해해서 에너지로 사용하기 때문에 무조건 굶거나 칼로리를 심하게 낮춘 식이요법은 피하는 것이 바람직하다.

몸은 근육이 있어야 대사량을 높이고 뼈를 튼튼하게 하며 체지방을 감량하게 된다.

근육이 손실되면 대사량이 낮아져서 지방을 먼저 축적하기 때문에 아주 적은 음식을 먹어도 몸에 지방이 축적되게 된다. 그러나 근력 운동을 우선적으로 해서 몸의 대사율을 높이면 자연스럽게 지방이 타는 몸으로 만들어진다. 따라서 유산소 운동만 오랜 시간 하는 것보다 적은 시간이라도 집중해서 근력 운동을 한 다음에 유산소 운동을 병행하는 것이 더 효과적이다.

근육에 대해서 이와는 약간 다른 견해도 있다. 사람에 따라 몸에 대한 취향이 다르고 적당한 근육 외에는 더이상 근육을 늘리는 데 관심이 없을 수도 있다. 근육이 몸에서 중요한 역할을 한다는 것에는 동의하지만 필요 이상의 근육보다는 적정량이면 된다고 생각하는 사람도 있다.

예를 들면 근육을 5kg 늘리려면 꽤 많은 운동량이 필요하다. 근육 5kg은 약 75~150kcal를 소비하게 한다. 사과 반 쪽이나 식빵 한 장 정도에 해당하는 칼로리다. 단지 기초대사량을 높여 칼로리를 더 소비하기 위한 목적으로 근력 운동을 한다면, 노력에 비해 소비할 수 있는 칼로리가 너무나 미미하다고 보는 시각도 있다.

여기서 많은 사람들은 '근육을 만들어 기초대사량을 올리려고 운동선수처럼 많은 운동을 해야 할 것인가?' 하는 딜레마에 빠진다. 많은 시간을 투자해 얻은 근육 5kg으로 늘어나는 기초대사량은 사과 반 쪽이나 밥 반 공기 정도의 칼로리에 불과하다. 그렇다고 근육을 포기하기에는 근육이 가진 장점이 정말 많다. 근육이 많을수록 당연히 기초대사량이 높아지고 활동대사량도 높아진다. 근육이 많으면 더 많은 에너지가 소모되므로 똑같은 움직임이라도 근육이 많을수록 체지방을 더 잘 태우는 몸이 되기 때문이다. 다이어트에 근육이 많은 것이 좀더 유리한 것은 피할 수 없는 사실이다.

그러나 엄청난 운동 시간과 노력을 들일 엄두가 나지 않는다면, 근력 운동을 너무 과하게 하지 않아도 된다. 근육을 유지하거나 조금씩 더해가는 방식으로 일상생활에 지장을 주지 않을 정도의 즐길 수 있는 운동이면 될 것이다.

남성이든 여성이든 본인이 만약 체지방이 너무 많은 상황이라면 중량이 높지 않은 근력 운동과 유산소 운동을 함께하는 방식으로 체지방을 감량해주는 것도 좋다. 그러나 이와는 반대로 너무 마른 몸이라면 근육을 증가시키는 점진적인 중량 운동을 해주어야 하고, 식단 구성 역시 근육을 생성하는 데 필요한 방식으로 짜야 한다.

근육이 많은 몸이 다이어트에 유리하며 보기에도 탄력 있고 아름답다. 그렇지만 그렇게 만들기 위한 노력 또한 만만치 않고, 너무 과다한 근육을 선호하지 않는 개인의 취향도 고려해야 한다. 아름다움에 대한 기준이 다르듯이 자신만의 기준이 있다면 몸을 만들 때도 본인만의 확신에 차고 자신감 있는 선택이 필요할 것이다.

특히 여성의 근육 운동은 아주 중요하며 체지방 감량에 매우 효과적이다. 또한 탄탄한 몸을 만드는 데 없어서는 안 된다는 것은 이제 모두가 아는 상식이다. 여성 호르몬이 근육을 남성의 것처럼 과하게 만들려고 하지는 않기 때문에 웬만하면 울퉁불퉁한 근육은 되지 않는다. 오히려 몸의 선을 다른 운동에 비해 더욱 빠르게 만들어준다.

근력 운동은 근육을 만들고자 하는 부위에 집중해서 운동하기 때문에 몸의 선이 더욱 아름다워지고 탄력 있게 변한다. 체중을 많이 감량해도 살이 늘어지지 않고, 뱃살 대신 복근이 보이기 시작한다.

식단 조절만으로 체중을 감량한 사람과 근력 운동을 병행해서 체중을 감량한 사람의 차이가 여기서 드러나게 된다.

근력 운동은 누구에게나 필요하고 빠른 몸의 변화를 가져다준다. 하지만 보디빌더처럼 운동에 많은 시간과 노력을 들이기는 부

담스럽다면 자신에게 맞는 방식으로 해나가도 좋을 것이다. 저低
중량이나 본인의 몸의 중량을 사용한 근력 운동과 유산소 운동을
병행해서 투자한 시간에 비해 큰 효과를 얻는다면 이러한 방식도
추천할 만하다.

이것만은 꼭 기억합시다!

- 근육이 손실되면 대사량이 낮아져서 지방을 먼저 축적하기 때문에 아주 적은 음식을 먹어도 몸에 지방이 축적되게 된다. 따라서 유산소 운동만 하는 것보다 근력 운동과 유산소 운동을 병행하는 것이 더 효과적이다.
- 근육이 많으면 더 많은 에너지가 소모되기 때문에 똑같은 움직임이라도 근육이 많을수록 몸의 대사율을 높여 자연스럽게 체지방을 더 잘 태우는 몸으로 만들어진다.

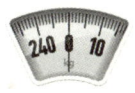

1단계 운동,
활동량을 운동량으로

                   하루 활동량을 운동량으로 전환
하는 방법은 시간을 따로 마련하지 않아도 된다. 평소 자신의 활
동량을 운동량으로 전환하려는 마음만 있으면 된다. 물론 생각처
럼 쉽지는 않을 것이다. 이 작은 변화도 일상의 습관을 거스르는
일이기 때문이다. 이것을 다이어트를 시작하는 1단계 운동이라고
하자. 1단계 운동은 다이어트를 시작하는 1단계 식사법을 반드시
병행해준다.

    제 아무리 강도 있는 운동을 열심히 해도 식사에서 예전 방식을
고수한다면 변화는 느리거나 개인에 따라서는 더 찔 수도 있다.
음식의 어마어마한 칼로리가 운동으로 소비하는 칼로리를 따라오지 못하기 때문이다.

1단계 운동은 생각보다 밋밋하게 느껴진다. 왜냐하면 자신의 평소 활동 방식에서 짬짬이 자신을 의식해주는 일이 전부이기 때문이다. 일하고 걷고 먹고 대화하는 자신을 의식해주는 것이다.

특히 걷거나 활동할 때 의식해준다. 운전을 하는 사람도 계단을 한 층 정도는 오를 수 있고 거리를 걸어야 하고 횡단보도 하나를 건너야 할 것이다. 점심을 먹으러 다녀올 수도 있다. 그때마다 짧은 시간이지만 걸으면서 걷고 있는 자신의 다리 근육의 움직임을 '내가 이렇게 힘을 주면서 이 근육을 쓰면서 움직이고 있구나!' 하며 의식해본다.

움직이고 있는 다리 근육의 힘을 의식하며 마치 '이 짧은 시간에 하루 운동을 모두 끝낸다.'라는 기분으로 즐겁게 걷다보면 자신의 몸에도 관심이 가기 시작한다. 처음으로 본인의 몸을 사랑스럽게 바라보고 대하게 된다. 몸 역시 자신에게 관심받고 운동해주기를 바라고 있었다.

운전을 하지 않는 사람은 그야말로 운동할 수 있는 절호의 기회라고 생각하면 된다. 이런 방식으로 조금만 더 자신의 몸을 의식해주면 다이어트를 시작하면서 운동을 따로 하지 않아도 충분히 운동 효과를 낼 수 있다. 지하철과 버스를 타면서 환승을 하거나 내린 정류장에서 집까지 걸어오는 일이 자연스럽게 운동이 된다. 계단은 그야말로 굉장한 운동 기구를 발견한 것이나 마찬가지다.

빠르게 걷기와 계단 오르기는 유산소 운동이 되고 특히 계단 오르기는 하체 근육을 모두 사용해서 날씬하고 예쁜 다리를 만들 수 있다. 근육이 붙고 체지방을 빼주기 때문에 발목도 가늘어지고 전체 다리의 선이 아름다워진다. 계단 오르기는 둔근臀筋을 자극해서 힙업hip-up을 시켜줄 수 있다. 지금까지는 일부러 계단을 피했지만 오히려 찾아다니거나 계단을 보면 반가워할지도 모른다. 이제는 계단이 장애물이 아니라 운동 기구가 된다.

그렇다고 무리해서 10층 이상씩 일부러 올라갈 필요는 없다. 어디까지나 생활 속에서 운동을 하는 1단계이기 때문이다. 사람에 따라서는 계단 이용이 좋지 않을 수도 있다. 체중이 많이 나가는 사람은 계단을 오르는 것은 어느 정도 괜찮지만, 내려오는 것은 무릎에 무리를 주기 때문에 굳이 할 필요는 없다.

허리와 관절이 안 좋거나 고도 비만일 경우도 계단 오르기는 피하고 빠르게 걷기부터 하는 것이 좋다. 될 수 있으면 신발도 워킹화나 편한 운동화를 신도록 하고 불편한 신발이나 하이힐일 경우는 다리에 무리를 줄 수 있으므로 자신의 상황에 따라서 조절해야 한다.

하루 일과를 마치고 집으로 돌아오면 따뜻한 물로 샤워를 하고 더 나은 몸을 위한 계획을 실행하기 시작한 자신에게 보상을 해주면 된다. TV 시청을 포기하고 좀더 많은 숙면 시간을 확보한다거나, 따뜻한 차 한잔을 마시며 일기를 쓰는 등 자신을 위한 시간을 더 많이 가지도록 노력해준다.

냉정하게 말하자면 살을 뺀다는 것은 정말 어려운 일이다. 날씬한 사람마저도 "살짝 나온 아래 뱃살을 들어가게 하고 힙업을 조금만 시켜줘도 소원이 없겠다."고 말하지만 소원을 이루는 사람은 많지 않다.

왜 그럴까? 몸의 항상성 때문이다. 몸은 생명 유지를 위해 생체 기능을 일정하게 유지하려는 특성이 있다. 몸은 잘못 길들여진 항상성의 사이클이라도 웬만해서는 돌려놓으려 하지 않는다.

그러므로 몸의 항상성을 좋은 방향으로 조절한다는 마음을 가져야 한다. 몸이 다이어트에 적응하는 시간을 주면서 서서히 다이어트를 진행하는 것이 몸에 무리가 가지 않는다. 그러면 몸도 애정 어린 끈질긴 설득에 순순히 응할 것이다.

사실 본인의 몸이 이런 모습이 되기까지는 마음이 우선 작용했다. 스스로의 마음이 한 끼의 식사 습관을 주도했고 하루의 식사 방식을 만들었다. 마음은 몸에 크게 관심을 주지 않은 채 당장 해야 할 일들이 바빴고 당장 자신보다는 주변 사람들에 대한 관심이 우선이었다.

본인의 마음의 항상성을 조금씩 자신에 대한 관심으로 바꿔주어야 한다. 항상 외부로 향했던 마음을 자신에게 돌려라. 자신을 우선 편안하게 한 상태에서 본인이 관심 있어 하는 일들을 해야 한다.

당장 미적인 부분에서 체중 감량도 좋지만 이제 스스로 미래의 몸과 마음의 건강과 자신을 사랑하는 여유를 찾아야 하기 때문이다. 자신에 대한 여유와 사랑이 생기면 타인과의 관계와 타인에 대한 사랑에서 버거워하지 않게 된다.

이것만은 꼭 기억합시다!

• 하루 활동량을 운동량으로 전환하는 1단계 운동법은 시간을 따로 들이지 않아도 평소 자신의 활동량을 운동량으로 전환하려는 마음만 있으면 된다. 그리고 1단계 식사법을 반드시 병행해준다.

• 몸의 항상성을 좋은 방향으로 조절한다는 마음을 가져야 한다. 몸이 다이어트에 적응하는 시간을 주면서 서서히 다이어트를 진행해야 몸에 무리가 가지 않는다.

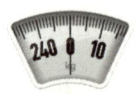

2단계 운동,
번개 서킷 트레이닝

2단계 운동인 번개 서킷 트레이닝은 2가지 동작으로 전신의 체지방을 빼고, 허벅지 살과 팔뚝의 날갯살 제거에 도움을 준다. 운동을 위한 시간을 적극적으로 내서 기본적인 근력 운동 2가지를 선택해서 해보는 방식이다.

1단계는 운동할 시간도 없을 때 짬짬이 실행했던 아주 소극적인 방식이었다면 2단계는 운동 부위를 정해서 집중적으로 근력 운동과 유산소 운동을 함께한다. 엄선된 2가지 동작은 큰 근육인 등 근육을 단련시키고 둔근을 움직여 힙업을 돕는다. 또한 허벅지 살을 빼 하체를 슬림하게 만들어줄 뿐만 아니라 팔뚝의 날개 살을 빼준다. 전체적으로 몸의 주요 근육을 단련시키고 체지방을 감량시켜서 뱃살을 눈에 띄게 줄여준다.

번개 서킷 트레이닝은 2가지 근력 운동에 유산소 운동인 팔 벌려 뛰기, 그리고 간단한 스트레칭만 하면 된다. 집에서 할 경우 요가 매트를 깔고 맨발로 해도 좋지만, 야외일 경우는 편한 운동화와 간편한 복장을 한다. 가벼운 스트레칭으로 서서히 시작해보자. 운동 전후로 가볍게 스트레칭을 하면 몸의 부상을 방지할 뿐만 아니라 유연성을 향상시켜준다. 먼저 가볍게 전신을 스트레칭 해주고 옆구리 · 팔 · 어깨와 허벅지 뒤쪽, 복부를 풀어준다.

2단계 운동에서의 스트레칭은 다음 2가지로 구성된다.

전신 이완과 옆구리 스트레칭

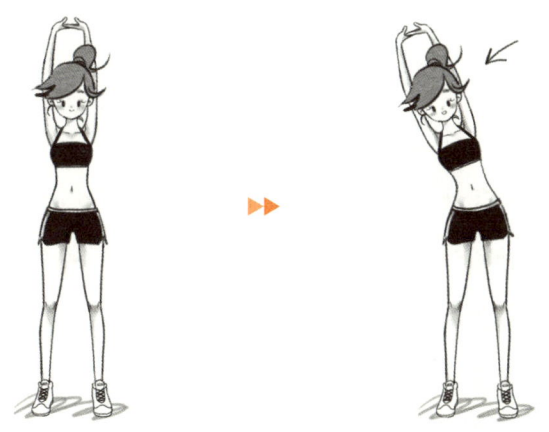

① 두 손을 깍지 껴 손바닥이 하늘을 보도록 머리 위로 올려준다.
② 옆구리 스트레칭을 좌우로 번갈아 해준다.

팔 벌려 하늘 보고 상체 숙이기

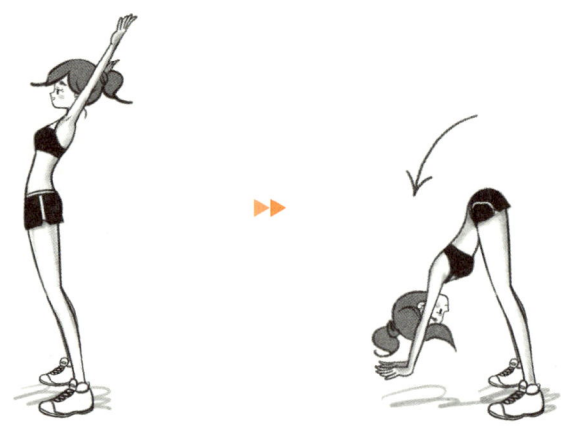

1 발을 어깨너비로 벌리고 두 팔을 하늘을 향해 올린 다음 살짝 뒤로 젖힌다.
2 상체를 충분히 숙여준다.

이제 본 운동으로 들어가보자. 바쁜 일상중에 시간 내기는 어렵겠지만 하루 5~10분이라도 좋다. 이 운동은 5~10분 동안 최대의 효과를 끌어올리기에 적합한 가장 핵심 동작들로만 최대한 간단하게 구성한 것이다.

서킷 트레이닝은 보통 6~15가지 동작의 근력 운동과 유산소 운동으로 구성되지만 여기에서는 2가지로 축약해서 아주 간단하게 해보기로 한다. 번개 서킷 트레이닝의 전체 운동 시간은 최소 5분에서 최대 10분 정도가 걸리지만 운동 효과는 생각보다 크다. 동네를 걸으면서 30분을 소요하는 것과 비교했을 때, 집에서 집중

해서 근력 운동과 팔 벌려 뛰기를 반복해서 10분 정도 하는 것이
훨씬 더 효과가 좋다.

첫 번째는 와이드 스쿼트다. 허벅지 안쪽을 위주로 허벅지와 둔
근, 엉덩이 옆 라인을 단련한다. 근력 운동에서 호흡은 힘을 줄 때
자연스럽게 내쉬면 된다. 처음에는 잘 안 될 수 있지만, 귀찮거나
호흡법에서 완벽하지 않다고 아예 운동을 포기하려 하지 말고 자
연스럽게 호흡을 해주는 것도 하나의 방법이다.

와이드 스쿼트

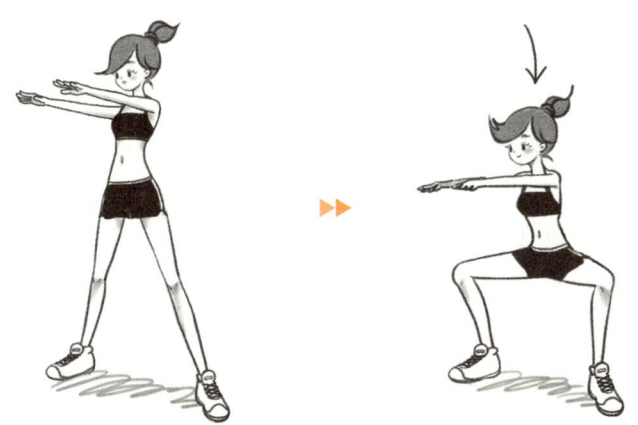

① 스쿼트 동작보다 다리를 넓게 양옆으로 벌리고 선다. 양발은 45도 정도 밖
을 향한다.

② 허리를 반듯하게 유지하고, 호흡을 들이마시면서 무릎이 엄지발가락을 향
하도록 천천히 앉았다가 호흡을 내쉬면서 일어난다(10회 반복).

다음은 팔 벌려 뛰기다. 양쪽 손과 발을 동시에 옆으로 벌렸다 제자리로 돌아오는 유산소 운동이다. 보통은 점핑잭jumping jack이라고 부르며 두 손을 높게 머리 위로 올리지만 여기서는 옆으로만 벌려 뛴다.

팔 벌려 뛰기

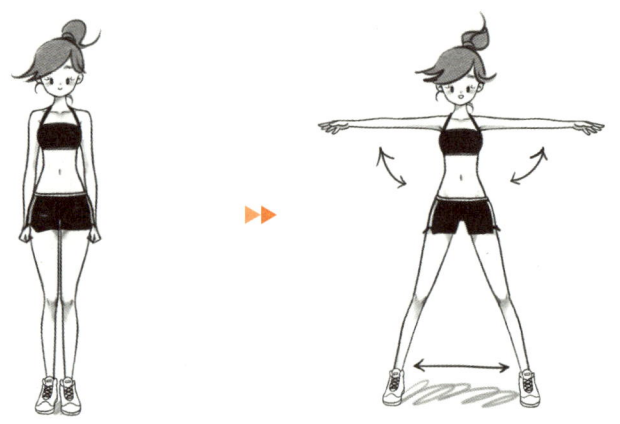

① 정면을 보며 제자리에 선다.
② 팔과 다리를 동시에 옆으로 벌리면서 뛰고, 바로 시작 자세로 돌아온다(10회 반복).

두 번째 동작으로는 요가의 고양이 자세에서 한쪽 팔다리를 번갈아 들어 올리는 동작이다. 호흡은 팔다리를 내릴 때 마시고 올릴 때 내뱉는다. 코어 근육과 등 부위 이외에도 둔근과 복부 및 몸의 뒤쪽 근육을 모두 단련시키며 허리 강화와 신체 균형 발달에 좋다.

고양이 자세에서 팔다리 올리기

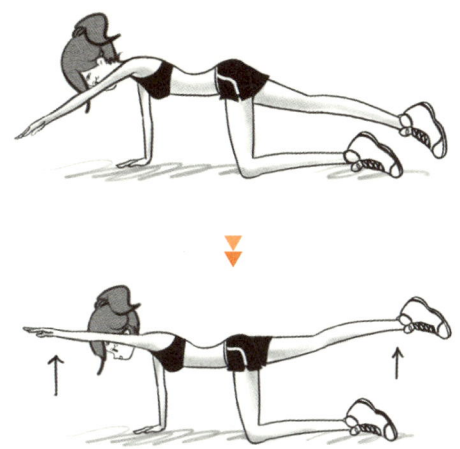

① 고양이 자세에서 왼팔과 오른 다리를 조금 들어 올린 자세에서 시작한다.
② 왼팔과 오른 다리를 들었다 내리는 동작을 10회 반복한다. 반대로 오른팔과
   왼 다리도 같은 방법으로 10회 반복한다.

이렇게 하면 1세트가 된다. 세트 사이에 휴식 없이 3세트를 이어서 하고 운동을 마치면 된다. 운동 시작시 스트레칭이 자연스럽게 세트 사이의 휴식 시간이 되고 몸을 이완시켜주기 때문이다. 운동 시간은 사람에 따라 반복 횟수의 차이에 따라 다르지만 약 5~10분이 걸릴 것이다. 매일 해도 좋지만 주 2~3회라도 꾸준히 해주면 운동 효과가 나타난다.

번개 서킷 트레이닝은 그동안 운동량이 거의 없었거나 운동을 아예 하지 않았던 사람들을 위한 프로그램이다. 체중이 너무 많이

나가거나 무릎 관절이 좋지 않다면 팔 벌려 뛰기 대신에 허리에 손을 얹고 제자리 걷기를 10~20회 해도 된다.

최소한의 운동이라도 시작해서 몸이 달라지기를 원하는 사람들을 위한 프로그램이지만 다이어트가 목적이 아닌 사람이라도 정기적으로 꾸준히 하면 체력이 길러지고 체지방도 빠진다. 근력이 향상되고 신체 균형도 좋아져서 건강해진다.

그럼 오늘부터 운동을 시작해보자. 생각보다 땀이 나고 은근히 힘들다고 느껴질 것이다. 그리고 생각보다 적게 운동했는데도 살이 빠져서 신기하다고 생각될 것이다. 몸이 부실한 편인데 활력이 생길 수도 있다. 운동은 복잡하게 하지 않아도 된다. 요란한 기구를 사용하지 않아도 된다. 오늘 당장 실천할 수 있을 정도로 쉽고 부담 없는 동작이면 된다.

이것만은 꼭 기억합시다!

- 번개 서킷 트레이닝은 엄선된 동작을 통해 전신의 체지방을 빼고, 허벅지 살과 팔뚝의 날갯살 제거에 도움을 준다. 전체적으로 몸의 주요 근육이 단련되고 체지방을 감량하므로 꾸준히 해주는 것이 좋다.
- '전신 이완과 옆구리 스트레칭' '팔 벌려 하늘 보고 상체 숙이기'로 몸을 풀고, 첫 번째 '와이드 스쿼트' '팔 벌려 뛰기'를 한 뒤, 두 번째 '요가의 고양이 자세에서 팔다리 올리기'라는 1세트를 휴식 없이 3세트를 이어서 한다.

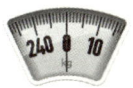

번개 서킷 트레이닝,
한눈에 보기

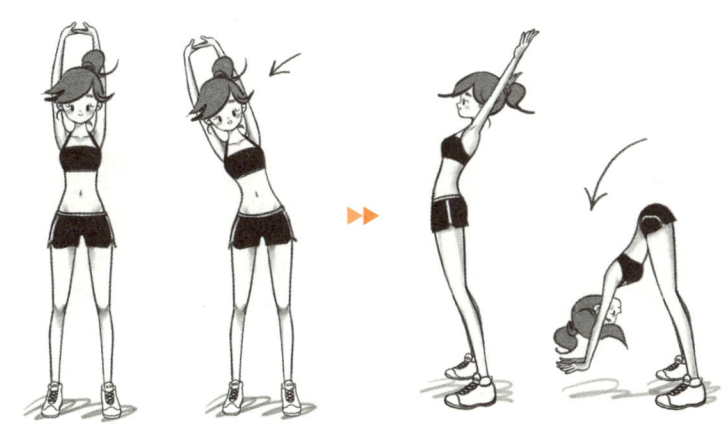

① 전신 이완과 옆구리 스트레칭 **②** 팔 벌려 하늘 보고 상체 숙이기

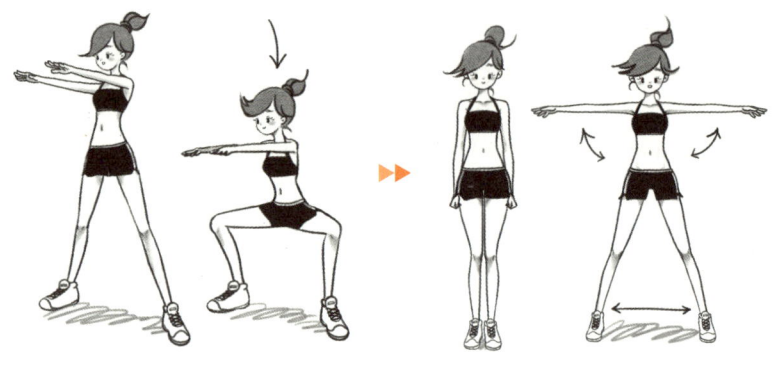

③ 와이드 스쿼트 10회   ④ 팔 벌려 뛰기 10회

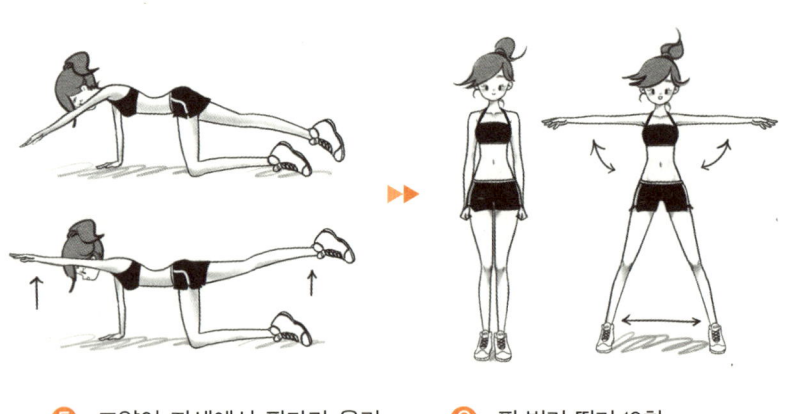

⑤ 고양이 자세에서 팔다리 올리   ⑥ 팔 벌려 뛰기 10회
기 10회

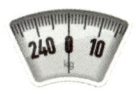

3단계 운동,
15분 서킷 홈 트레이닝

운동의 중요성은 누구나 인정하고 있다. 근육량을 늘리고 체지방을 감량해서 몸의 선이 매력적으로 변하는 미용적인 측면뿐만 아니라, 체력이 향상되고 심장이 튼튼해져 운동 부족에서 오는 모든 성인병을 예방한다.

그러나 20대뿐만 아니라 40대 전까지는, 아니 어쩌면 50대까지도 건강보다는 살을 빼서 날씬해지려는 마음에서 운동할지도 모른다. 수술 요법을 동원하더라도 될 수 있으면 운동을 하지 않고 그냥 가만히 있어도 살이 빠진다는 말에 더 현혹된다. 조금이라도 운동을 하면 무슨 손해라도 보는 듯이 말이다.

어떤 새로운 운동법이나 효율이 좋다는 다이어트법이 나오면

전 세계인이 일제히 그 방법에 몰두한다. 마치 예전의 운동법은 쓸모가 없는 것처럼 여겨지거나 예전에 열광했던 운동법들은 잊혀진다. 조금이라도 좋다는 운동법과 다이어트법이 있다면 그 방법을 따르는 것이 당연해진다.

그러나 문제는 현재 본인의 몸과 마음의 건강이다. 과거의 어떤 운동법이라도 꾸준히 실천한 사람과 그렇지 않은 사람의 현재 체력과 몸매와 건강은 분명히 다르다. 그들은 앞으로도 어떤 운동법이나 다이어트법이 유행하더라도 꾸준히 자신의 상황에 맞게 운동하고 적당한 음식을 즐길 것이다. 그리고 지금처럼 계속해서 날씬하고 건강할 것이다.

그렇다면 이제 어떻게 해야 할까? 오로지 근육질의 몸을 만들기 위해서 또는 보디빌딩 대회를 위해서가 아니라면 현실적으로 운동을 시작하는 것이다. 하루 운동 시간이 30분이어도 좋고 20분이어도 좋다. 운동하는 그 시간만큼은 자신과 만나는, 본인의 몸을 위해주고 관심을 가지는 대화의 시간이 되도록 하자. 짧은 시간이지만 앞으로는 분명히 달라지기 시작할 것이다.

그리고 또 언제나 그랬던 것처럼 더 나아 보이는 운동법이 나올 것이다. 하지만 그때는 그 운동법에 시선이 쏠리지 않을 것이다. 이미 자신에게 맞는 본인만의 운동법을 찾았고 그 효과를 몸이 먼저 말해주고 있기 때문이다.

3단계는 2단계 운동에서 네 가지 부위를 더 보완한 방식이다. 2단계의 허벅지와 등, 둔근, 종아리 부위 외에도 복부와 가슴, 전신 체지방 감량을 더욱 효과적으로 할 수 있다.

지금부터 3단계 운동을 시작해보자. 1단계 운동 스트레칭을 그대로 한 다음에 근력 운동을 하고, 제자리 걷기와 팔 벌려 뛰기, 다음 근력 운동을 하는 방식으로 총 3회를 반복하면 된다. 3세트를 한 후에는 허리의 요통을 완화해주는 스트레칭으로 마무리를 한다. 운동 소요 시간은 15분 전후가 될 것이다. 2단계 운동에서와 마찬가지로 2가지 스트레칭부터 시작해야 한다.

전신 이완과 옆구리 스트레칭

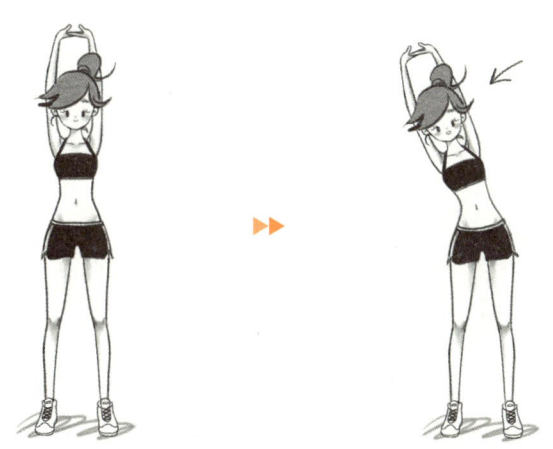

① 두 손을 깍지껴 손바닥이 하늘을 보도록 머리 위로 올려준다.
② 옆구리 스트레칭을 좌우로 번갈아 해준다.

팔 벌려 하늘 보고 상체 숙이기

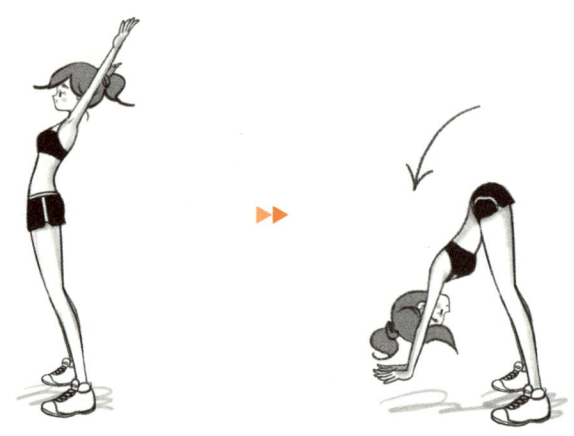

1 발을 어깨너비로 벌리고 두 팔을 하늘을 향해 올린 다음 살짝 뒤로 젖힌다.
2 상체를 충분히 숙여준다.

스트레칭 후에는 근력 운동인 벽 짚고 푸시업push up을 시작한다. 엎드릴 때 호흡을 들이마시고 팔을 펴면서 내쉰다. 이때 팔은 완전히 펴지 않고 약간 굽힌다.

흔히 팔 굽혀 펴기라고도 말하는 푸시업은 공간의 제약 없이 언제든 할 수 있는 운동으로 대흉근과 상완 삼두근, 삼각근을 자극해준다. 남성은 바닥에 손을 짚고 하는 방식으로 해주면 좋고, 운동 초보자나 여성은 벽을 짚고 해주는 것이 적합하다.

250

벽 짚고 푸시업(가슴과 삼두)

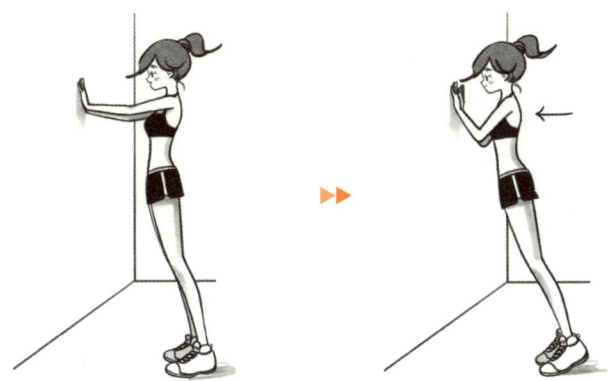

① 두 발을 어깨너비만큼 벌린다. 손을 어깨너비보다 조금 넓게 벌려 벽을 짚는다.

② 허리를 편 후 몸을 일직선으로 하고 푸시업을 한다.

제자리 걷기

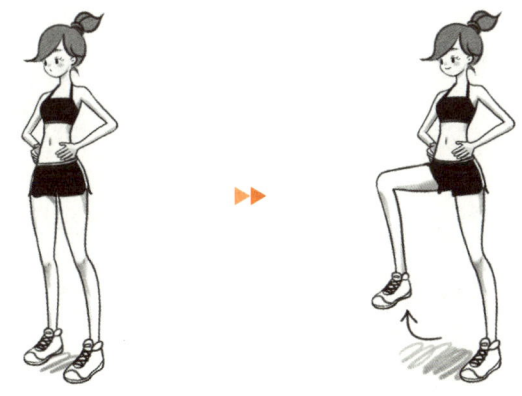

허리에 손을 얹고 무릎을 높게 들며 제자리 걷기를 한다(10~20회 반복).

팔 벌려 뛰기

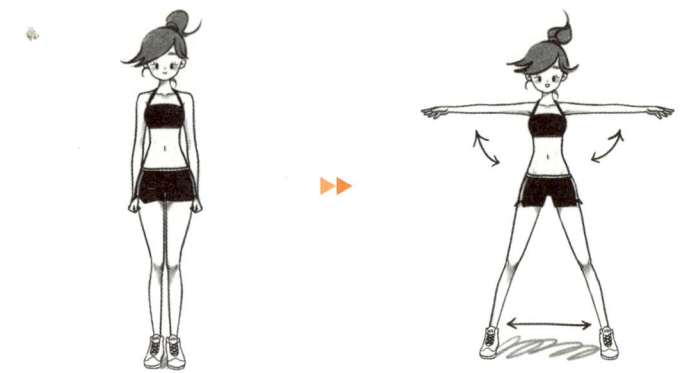

팔과 다리를 동시에 옆으로 벌리면서 뛰고, 바로 시작 자세로 돌아온다(10회 반복).

스쿼트(허벅지와 대둔근)

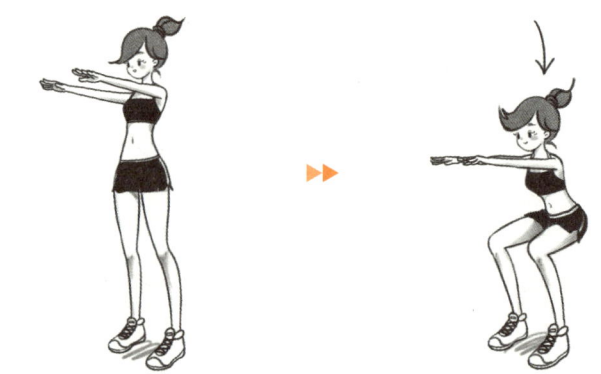

1 다리를 어깨너비만큼 벌리고 허리를 반듯하게 세운 후 두 손을 앞으로 뻗는
   다. 시선은 정면을 본다.

2 마치 뒤에 의자가 있다고 생각하고 엉덩이를 뒤로 빼면서 앉았다가 일어난
   다. 앉을 때 허벅지가 지면과 평행을 이룰 정도까지 낮춘다. 앉을 때 호흡을
   들이마시고 일어날 때 내쉰다(10회 반복).

제자리 걷기 10~20회와 팔 벌려 뛰기 10회를 한 뒤, 척추기립

근^{脊椎起立筋}과 대둔근^{大臀筋}의 근력 운동인 슈퍼맨을 해준다. 슈퍼

맨을 10회 반복한 후에는 마찬가지로 제자리 걷기 10~20회와 팔

벌려 뛰기 10회를 한다. 다음은 상복부의 근력 운동인 크런치다.

슈퍼맨(척추기립근, 대둔근, 코어 근육)

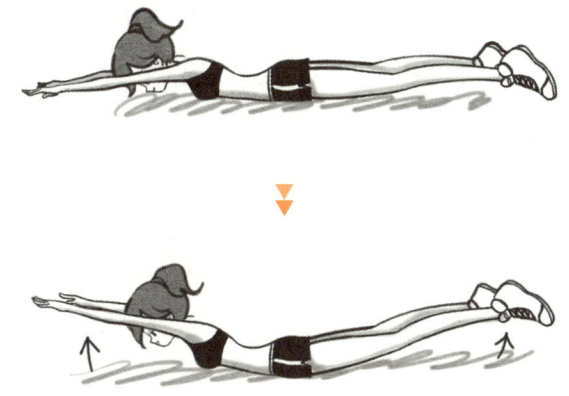

① 바닥에 엎드린다.
② 호흡을 내쉬면서 두 팔과 다리를 동시에 들어올린다. 다시 호흡을 마시면서
   시작 자세로 돌아온다(10회 반복).

크런치 후에는 제자리 걷기 10~20회, 팔 벌려 뛰기 10회로 마

무리한다.

크런치(상복부, 코어 근육)

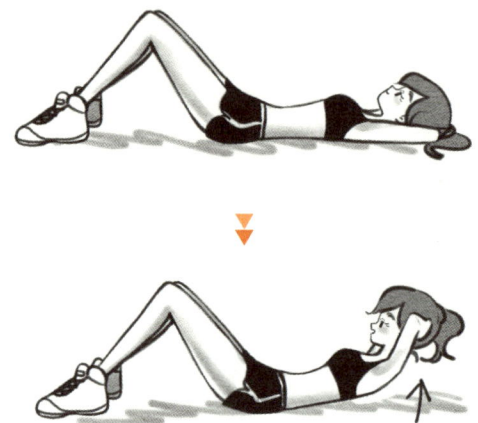

① 바닥에 무릎을 세우고 눕는다.

② 두 손을 귀에 살짝 대고 호흡을 내쉬면서 어깨를 들어올린다. 다시 호흡을 마시면서 내려온다. 이때 머리가 바닥에 닿지 않는다(10회 반복).

　여기까지가 1세트이다. 이것을 총 3회를 반복해주면 3세트가 된다. 호흡은 자연스럽게 내쉬어도 된다. 3단계 운동 시간은 15분 전후가 걸린다. 마지막 3세트가 끝나면 요통을 완화해주는 스트레칭으로 정리해준다. 특히 누워서 양쪽 무릎 굽혀 가슴으로 당기기는 요통 완화와 동시에 척추기립근 스트레칭도 된다.

누워서 한쪽 무릎 굽혀 가슴으로 당기기

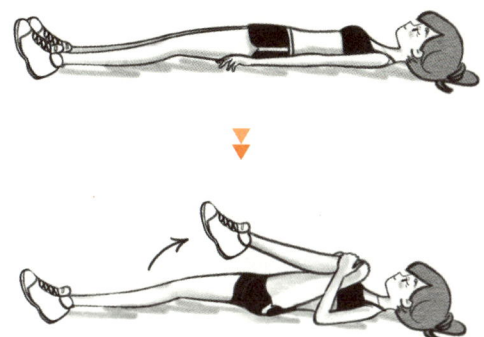

① 반듯하게 눕는다.
② 한쪽 무릎을 굽혀 가슴으로 당긴다. 반대편도 같은 방법으로 당긴다.

누워서 양쪽 무릎 굽혀 가슴으로 당기기

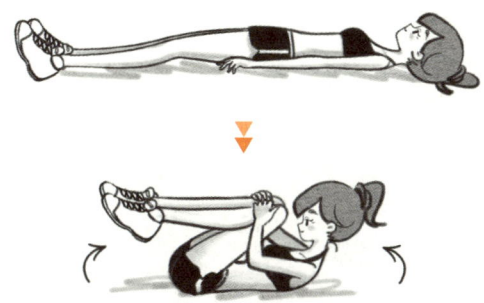

① 반듯하게 눕는다.
② 양쪽 무릎을 굽혀 가슴으로 당기며 동시에 얼굴이 무릎을 향하게 든다.

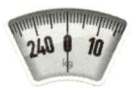

15분 서킷 홈 트레이닝,
한눈에 보기

①~⑭까지 모두 마치면 1세트가 된다. 세트 사이에 30초 정도 휴식을 취하고, 총 3세트 반복한다.

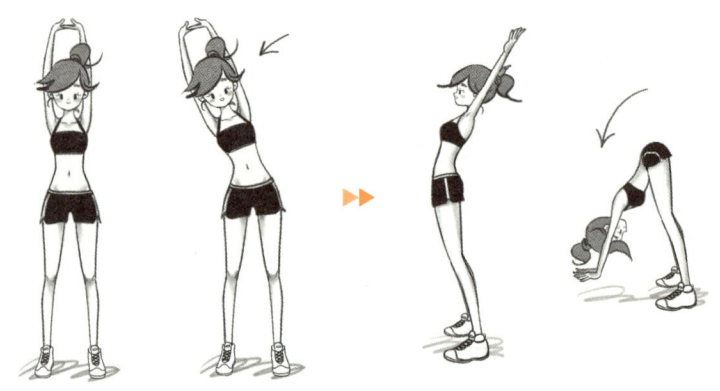

❶ 전신 이완과 옆구리 스트레칭   **❷** 팔 벌려 하늘 보고 상체 숙이기

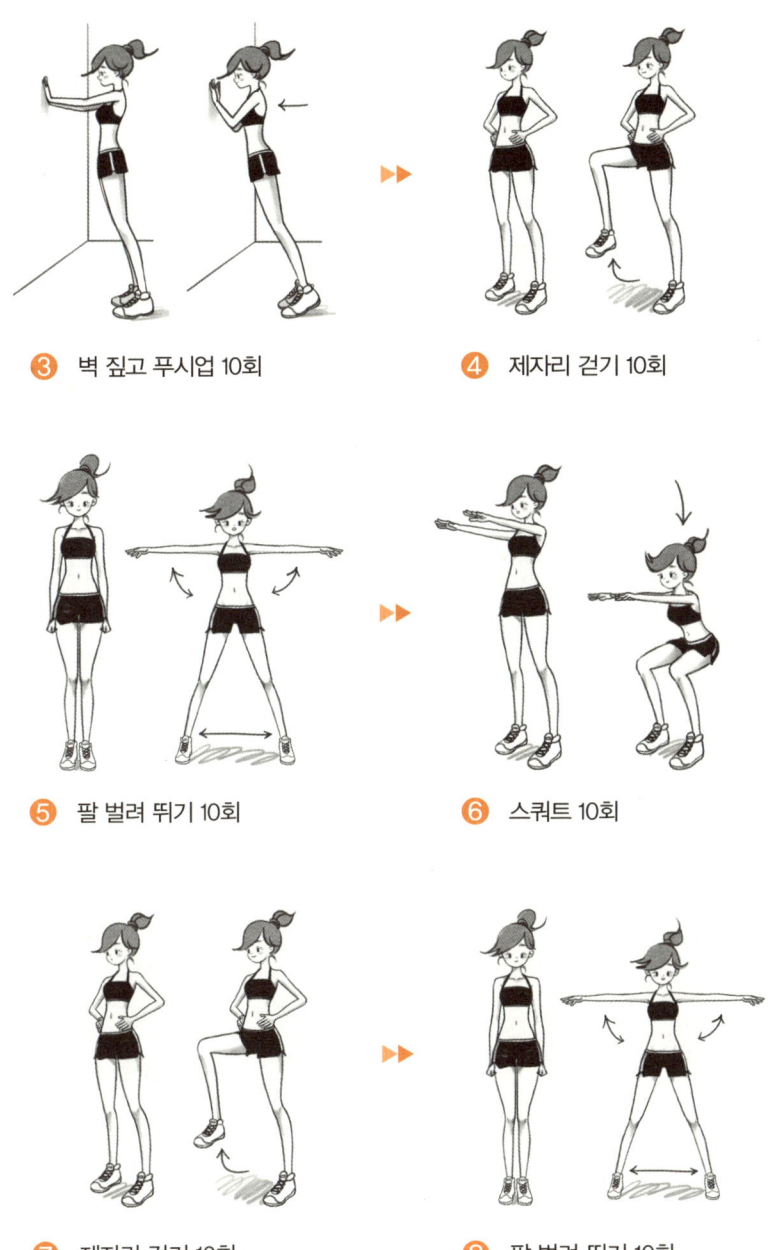

③ 벽 짚고 푸시업 10회　　　④ 제자리 걷기 10회

⑤ 팔 벌려 뛰기 10회　　　⑥ 스쿼트 10회

⑦ 제자리 걷기 10회　　　⑧ 팔 벌려 뛰기 10회

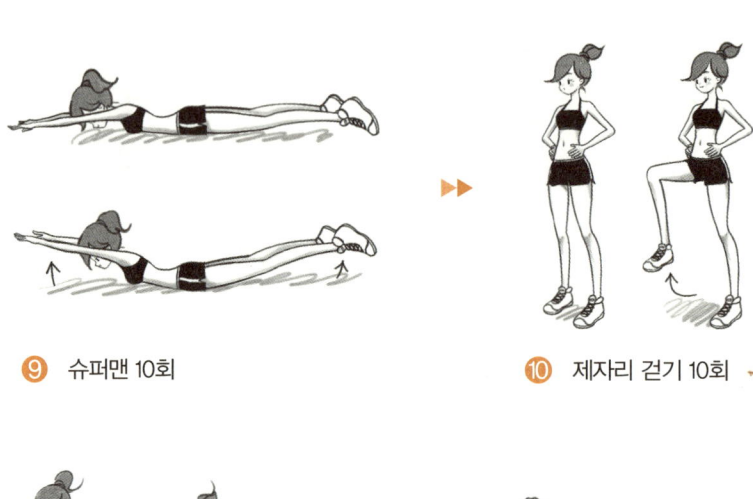

⑨ 슈퍼맨 10회

⑩ 제자리 걷기 10회

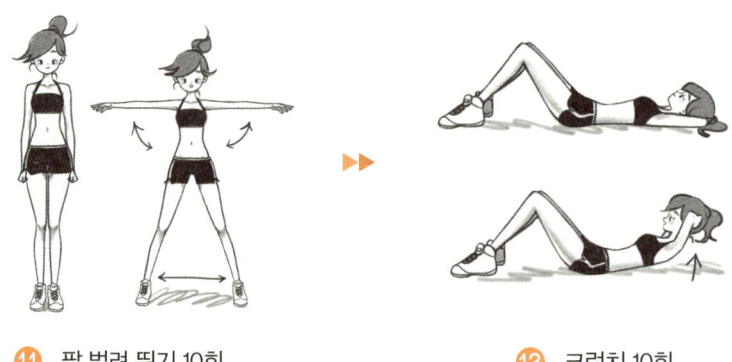

⑪ 팔 벌려 뛰기 10회

⑫ 크런치 10회

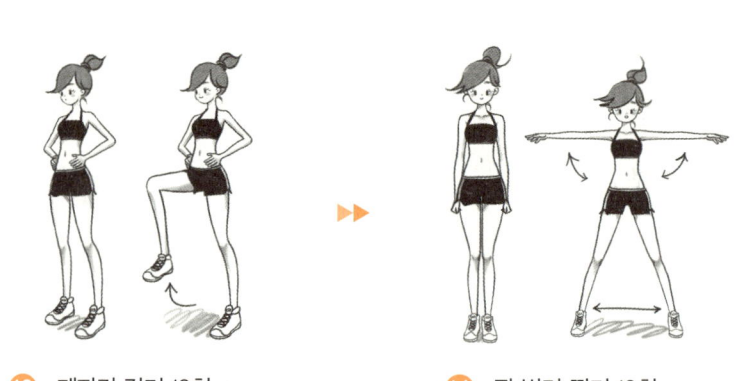

⑬ 제자리 걷기 10회

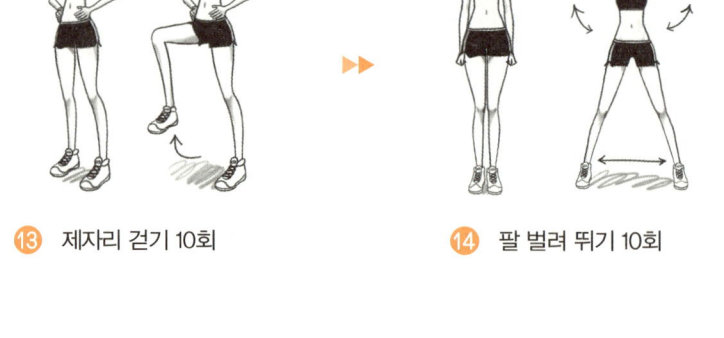

⑭ 팔 벌려 뛰기 10회

마무리 스트레칭

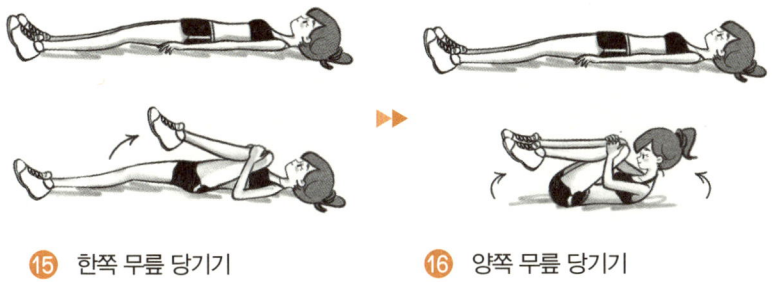

⑮ 한쪽 무릎 당기기   ⑯ 양쪽 무릎 당기기

⑮~⑯의 마무리 스트레칭은 서킷 트레이닝 총 3세트를 실시한 후에 한다.

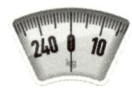

운동 횟수와 시간은
자신의 의지대로 선택하라

일주일 동안의 운동 횟수는 개인의 생활 방식에 따라 다를 수밖에 없다. 그러나 거의 모든 사람들이 운동을 꾸준히 하기로 결심하지만 결국 작심삼일로 돌아간다. 중요한 것은 계획이 아니라 실천을 하는 것이다. 그래서 가장 이상적인 운동 횟수를 짜고 계획하는 것보다는, 매일 어느 일정한 시간을 자신과 약속하는 것이 더 현실성이 있다.

2단계와 3단계 운동법은 급격하고 과격한 운동 프로그램이 아니므로 매일 해도 좋고 주 2~3회를 해도 좋다. 이것도 안 되면 한두 가지 근력 운동만 선택해서 매일 30~50회를 해도 몸 관리를 할 수 있다. 예를 들어 가슴 부위를 키우고 싶으면 푸시업을, 허벅지 라인과 힙업을 원하면 스쿼트를, 복부를 다듬고 싶으면 크런치를 하면 된다. 조금 더 욕심을 내서 몸의 체지방을 감량하면서 전체 부위를 다듬고 싶으면, 2단계나 3단계 서킷 트레이닝을 매일하거나 하루 걸러 한 번씩 주 3회를 하면 된다.

자신에게 맞게 운동법을 재구성하고 운동 횟수도 자신이 주도권을 가지고 선택해서 실천해야 실제로 몸이 변하는 것을 느낄 수 있을 것이다. 운동하는 시간대도 마찬가지다. 효율성이 좋다는 아침 시간대에 맞추기보다는 자신의 컨디션을 우선 생각한 자신만의 운동 시간을 정해야 오래도록 꾸준히 할 수 있다.

지금까지 설명한 3단계 운동법으로 실제로 살을 뺄 수 있는 가능성은 어느 정도 일까? 1단계 운동법과 1단계 식사법을 한 달간 지속하면 배 부분이 바로 달라진다. 한 달에 적게는 2kg, 많게는 5kg의 감량도 가능하다. 2단계 운동과 2단계 식사법으로 한 달에 체지방이 1~2kg만 감량되어도 몸의 라인은 달라진다.

꾸준히 3단계 식사법과 3단계 운동법을 지속한다면 한 달에 2~5kg의 감량이 가능하다. 중요한 것은 다시 예전 자신의 방식대로 돌아가지 않는 것이다. 주 1~2회는 1단계 식사법을 하면서도 2단계 식사법과 3단계 식사법을 병행한다면 3개월 만에 10kg의 감량이 가능하다. 실제로 개인지도 수강생 중에 3개월 만에 15~17kg까지 감량하고 유지하는 사람도 있다.

가장 현실적인 것은 역시 1단계 식사법을 유지하다가 힘이 날 때 마음을 먹고 3단계 식사법과 운동을 해주는 일이다. 그리고 더 현실적인 것은 가끔 1단계 식사법으로 자신을 보상해주다가 다시 2단계와 3단계 식사법을 번갈아 유지하는 것이다. 이렇게 되면 적어도 몸은 체지방이 빠지는 쪽으로 방향을 바꾸게 된다.

이제 꾸준히 앞을 보고 걸어나가자. 적어도 가고 있는 시간만큼은 건강한 식사법과 운동법을 유지한다면 미래의 어느 날 생각지도 않게 나의 이상적인 몸을 만나게 될 것이다.

이것만은 꼭 기억합시다!

- 중요한 것은 계획이 아니라 실천을 하는 것이다. 자신에게 맞게 운동법을 재구성하고 운동 횟수와 시간 등에 스스로 주도권을 가지고 선택해서 실천해야 실제로 몸이 변하는 것을 느낄 수 있고 꾸준히 할 수 있다.

- 가장 현실적인 것은 평소에 1단계 식사법을 유지하다가 3단계 식사법과 운동을 통해 관리하는 것이다. 또는 가끔 1단계 식사법으로 자신을 보상해주며 2단계·3단계 식사법을 번갈아 유지하는 것도 좋다.

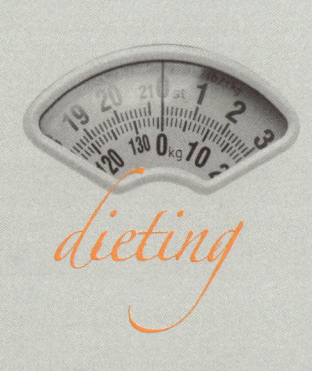

dieting

8

특수한 상황을
잘 넘겨야
뺀 살을 유지한다

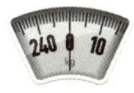

뷔페에서의 식사,
어떻게 해야 할까?

개인지도를 받고 있는 A라는 여성은 친구의 결혼식에 가야 하는데 뷔페에서 어떻게 식사해야 할지 질문을 했다. 아마 일상생활을 하면서 결혼식뿐만 아니라 잘 차려진 뷔페에서 모임을 해야 할 경우가 자주 있을 것이다.

이때는 아침부터 굶을 경우 몸에 부담이 되니 배고프지 않게 평소의 다이어트 식단대로 과일이나 삶은 달걀 한 개 또는 우유 한 잔 정도로 가볍게 아침을 먹는 것이 좋다.

그리고 뷔페에서의 음식 코스대로 식단을 챙겨보는 것이다. A는 고기류보다는 생선류를 좋아해서 회를 주로 먹고, 그 외에 나오는 여러 가지 종류의 채소 샐러드를 드레싱 없이 또는 플레인 요거트

드레싱을 최소한으로만 뿌려서 먹기로 했다.

뷔페에서 먹을 생선 요리는 담백한 연어회와 오징어나 문어를 삶아서 썬 것, 그리고 기타 다른 생선회 위주로 한 접시가 넘어가지 않는 양으로 식사를 하되 생선 초밥은 5개 이하로 제한하기로 했다. 초밥은 의외로 칼로리가 높고 탄수화물 위주의 음식이므로 조심해야 한다.

당도가 높은 과일은 칼로리만 올릴 수 있으니 오렌지 한 조각과 수박 몇 조각만 먹기로 했다. 기타 주스류와 탄산음료는 삼가고 연한 블랙커피 한 잔 정도 마시기로 했다.

이렇게 먹으면 잔칫상에서도 음식을 마음껏 즐긴 것 같지만 실제로 식사량과 칼로리는 다이어트의 정석이다 싶을 정도로 안정적으로 먹은 것이다. 그리고 평소에 좋아하고 먹고 싶었던 음식을 조금은 더 추가해서 먹어도 된다.

음식 중에 대게나 간을 하지 않은 삶은 새우가 있으면 조금 더 추가해서 먹어도 좋다. 삶은 해산물은 칼로리가 낮고 단백질이 풍부해 다이어트에 비교적 안전한 음식이다.

케이크나 떡, 쿠키 같은 후식 대신에 허브차나 크림과 설탕을 첨가하지 않은 블랙커피를 마시고 당도가 높지 않은 과일을 먹어도 좋다. 아무리 다이어트에 부적절한 뷔페라고 하지만 어떤 음식을 얼마나 먹느냐에 따라 낮은 칼로리로도 음식을 충분히 즐길 수 있어서 계산 없이 무작정 먹는 것보다 결과적으로 많은 차이가 난다. 이외에도 자신이 특별히 좋아하는 음식이 보이면 칼로리가 조금 높은 음식이더라도 맛만 볼 수 있을 정도의 적은 양을 먹는다면 괜찮다.

물론 다른 때보다 뷔페를 간 날은 칼로리 섭취가 높을 것이다. 그러므로 그날의 저녁은 채소나 과일, 삶은 달걀 한 개 정도로 먹고 다음 날 아침까지도 가볍게 먹는 것이 좋다. 종일 섭취한 분량이 하루 권장량보다 조금 덜 먹어도 전날 뷔페에서의 식사로 인해 아주 많은 분량을 먹었다는 느낌이 들 것이다.

다이어트할 때 칼로리가 높은 음식을 먹을까 봐 친구를 만나기 꺼린다거나 가족 모임을 기피하는 사람이 있다. 심하게는 음식이 화려하게 차려져 있는 식탁에서 닭가슴살과 방울토마토, 고구마가 든 도시락을 꺼내 먹는 사람도 있다. 본인뿐만 아니라 보는 사람도 참 불편하다.

점심 때 친구들을 만나기로 했다면 아침에 가볍게 저지방 우유 한 잔에 고구마 한 개를 먹으면 약속시간까지 배고프지 않을 것이다. 저녁 때 회식이나 가족 모임이 있다면, 아침은 이렇게 먹고 점심은 삶은 달걀 2개에 바나나 한 개, 가볍게 두유 한 잔을 먹으면 된다. 도중에 배가 고프면 삶은 달걀 한 개를 더 먹고 견과류를 25g 정도 먹으면 된다. 이렇게 먹으면 약 650kcal가 된다. 하루

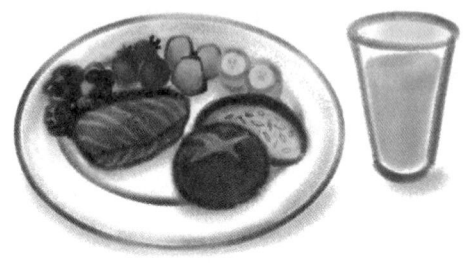

종일 무언가 먹은 것 같아도 한식으로 한 끼 먹는 정도에 불과한 칼로리다.

그런 다음에 모임에서 아주 편안하게 음식을 즐기면 된다. 모임에서의 칼로리는 약 700~800kcal 내외로 잡는다. 이때에도 어느 정도 계산을 해야 한다. 칼로리만 높일 수 있는 탄산음료는 마시지 않고, 영양은 없고 탄수화물 분량만 높일 수 있는 쌀밥도 1/3공기만 먹는다.

대신에 살코기 위주로 200g 정도의 분량에 쌈 채소는 양껏 먹고 해산물일 경우에는 회나 해물탕을 1인분 정도로 먹으면 된다. 쌈장이나 초장은 조금 찍어 먹어도 되지만, 칼로리를 높일 수 있는 튀김이나 전은 먹지 말고 마요네즈가 범벅이 된 샐러드도 피하는 것이 좋다.

식후에 나오는 과일도 몇 조각은 먹는다. 술은 느리게 몇 잔만 마시고 옆에서 누가 자꾸 권하면 알코올 알레르기가 있다고 정중하게 사양한다. 또는 그냥 마시지 못한다고 사실대로 이야기하면 된다. 혹시 너무 마시고 싶다면 평소 마시는 양의 반으로 줄이는 연습을 하면 앞으로는 차츰 양이 줄어들 것이다.

이렇게 하면 누가 보아도 다이어트한다는 느낌은 들지 않을 것이다. 그리고 본인이 다이어트중이라고 말해도 무엇이 문제가 될 것인가? 효과 면에서는 말하는 것이 훨씬 좋지만 자신을 신뢰한다면 굳이 말하지 않고도 잘해나갈 수 있을 것이다.

이것만은 꼭 기억합시다!

- 점심에 뷔페에 간다면 아침은 가볍게 먹고, 뷔페에서는 칼로리가 낮고 단백질이 풍부한 삶은 해산물 위주로 먹고 후식은 허브차나 블랙커피, 당도가 높지 않은 과일을 먹는 것이 좋다. 그리고 당일 저녁과 다음 날 아침까지는 가볍게 먹는 것이 좋다.

- 어떤 음식을 얼마나 먹느냐에 따라 낮은 칼로리로도 음식을 충분히 즐길 수 있다. 자신이 특별히 좋아하는 음식이 있다면, 칼로리가 조금 높은 음식이더라도 맛만 볼 수 있을 정도의 적은 양을 먹는다면 괜찮다.

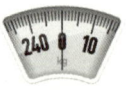

캠핑장에서의 다이어트,
어떻게 해야 할까?

　　　　　　　　　　　　　최근 가족 단위의 근교 여행이나
캠핑 등 레저 활동이 많아지는 추세다. 특히 주말마다 캠핑하길
좋아하는 캠핑족이면서 다이어트중이라면 은근히 걱정이 앞선다.
그렇다고 주말 여행을 포기하지 않아도 된다. 조금만 노력하면 캠
핑을 활동량을 늘릴 수 있는 좋은 기회로 만들 수도 있다는 것을
기억하면 된다.

　　캠핑을 가면 삼겹살을 구워 먹거나 여러 가지 음식을 만들어
먹는 기회가 많아지고 술과 간식거리에 둘러싸이기 마련이다. 이
런 경우 다이어트를 포기해 버리기 일쑤다. 그러나 바로 이럴 때

272

조금만 노력하면 오히려 캠핑이나 여행을 통해서도 살을 뺄 수 있다.

여행이나 캠핑 등 레저 활동은 체력 소모가 많으므로 특별히 운동하지 않아도 칼로리 소비가 크다. 따라서 식사 방법과 섭취량에만 신경을 쓰면 된다. 예를 들어 삼겹살을 먹을 때는 살코기 위주로 밥을 최대한 먹지 말고 한 끼 분량에 삼겹살을 200g 정도 구워서 먹는다.

기타 다른 종류의 고기를 먹을 때도 상추나 오이 등 채소를 곁들여 먹는 것이 좋다. 술은 되도록 자제하며 평소보다 반 이상 줄인다는 기분으로 마신다. 탄산음료와 과자 등의 군것질은 과감히 사양해야 한다.

즐겁게 놀면서 1kg 정도는 가볍게 뺄 수 있는 주말이 될 수도 있다. 운전을 하면서 무심코 과자 봉지를 집어 들지 않도록 노력하고, 아예 차 안에 간식을 사두지 않는 것이 좋다. 그러나 반대로 너무 배가 고프지 않도록 바나나와 약간의 견과류 같은 간편하게 먹을 수 있는 음식을 미리 준비해두면 다음 식사에서 과식을 막을 수 있다.

탄산음료나 과자 같은 군것질보다는 매끼 식사 위주로 잘 챙겨서 먹고, 식재료에는 과일과 채소를 사용하고 이따금 블랙커피나 보리차 등을 마시면 의외로 많은 분량을 먹는 느낌이 든다. 캠핑

후에 체중이 줄어들지 않았더라도 평소보다 증가하지 않고 유지
만 해도 성공한 주말이 될 것이다.

이것만은 꼭 기억합시다!

- 여행이나 캠핑 등 레저 활동은 체력 소모가 많으므로 특별히 운동하
  지 않아도 칼로리 소비가 커 조금만 노력하면 살을 뺄 수 있다. 식사
  방법과 양에만 신경을 쓰면 된다.
- 간식보다는 매끼 식사 위주로 챙겨서 먹고, 식재료에는 과일과 채소
  를 사용하고 이따금 블랙커피나 보리차 등을 마시면 좋다.

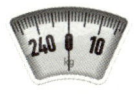

여행중의 다이어트,
어떻게 해야 할까?

여행중에 살이 찌거나 다이어트의 흐름이 깨지지 않으려면 어떻게 해야 할까? 특히 여행지에서 추천하는 칼로리를 알 수 없는 특산 음식을 먹게 될 때는 어떻게 해야 할까? 물론 다이어트중에도 모든 음식을 먹을 수 있지만 칼로리가 의심되거나 잘 모를 때에는 먹는 양에 신경을 써야 한다.

배부르기 전에 살짝 맛만 보는 식으로, 또는 배고픔을 느끼지 않을 수준으로 먹으며 항상 1인분 이하의 정량을 지키면 된다. 그러나 더 먹고 싶을 때는 하루의 전체 칼로리 안에서 조금 더 먹어도 된다.

아침에는 호텔 수영장을 활용해보자. 조금 더 일찍 일어나 호텔 헬스클럽을 이용해도 좋다. 산책을 하거나 걷고 쇼핑을 하는 것도 활동량을 늘릴 수 있는 방법이다. 호텔에서 조식 뷔페가 제 공된다면 아침을 잘 챙겨 먹되 단백질 위주의 음식부터 먹자. 해외여행이라면 이국적인 음식을 맛보고 샐러드와 과일을 조금 먹어도 좋다.

숙소가 게스트하우스이거나 아침을 스스로 챙겨 먹어야 한다면, 간단히 삶은 달걀과 빵 한 조각, 그리고 우유나 차 한 잔을 마셔도 좋다. 여행중에 하루 세끼를 전부 먹는다면 하루의 섭취 칼로리가 넘칠 수도 있다. 하루에 한두 끼는 정확하게 먹고 나머지는 가볍게 삶은 달걀이나 빵, 과일로 먹는다면 최소한 살은 찌지 않고 체중을 유지할 수 있다.

보통은 여행을 가면 많이 먹게 되고 살이 찔까 봐 걱정하지만 여행지에서도 평상시와 같은 일상이라고 생각하면 된다. 새로운 음식이 입맛에 안 맞는데도 남기기에는 너무 아깝다는 마음에서 먹는 것은 아닐지 경계하고, 입맛에 잘 맞아서 과식할 경우에는 다음 한 끼는 가볍게 넘어가도록 해야 한다.

음식 조절은 어느 한때만 해야 되는 부분이 아니므로 바로바로 해결을 해주는 것이 훨씬 체중을 다스리기에 편하다. 만약에 조절을 하지 않고 넘어가는 순간이 많아지면 다시 체중을 감량해야 하는 때가 올지 모른다.

이제 다이어트의 고수가 되어간다면 여행지에서도 충분히 훌륭하게 자신의 체중을 유지할 수 있을 것이다. 어쩌면 다이어트 고수란 평소에 적당히 음식을 먹는 일이 몸에 배어서 더이상 다이어트 스트레스가 없는 사람일 것이다. 여행은 살이 찔지도 모르는 두려운 일이 아니다. 여행은 새로운 것들을 받아들이는 멋진 기회가 될 것이다.

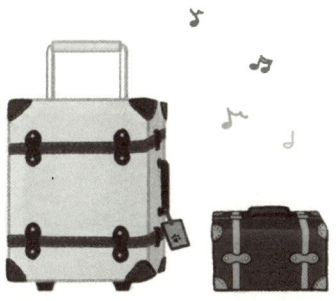

이것만은 꼭 기억합시다!

• 여행중 칼로리가 의심되거나 잘 모를 때에는 먹는 양에 신경을 써야 한다. 또한 하루 세끼를 전부 먹는다면 하루의 섭취 칼로리가 넘칠 수도 있으므로 하루에 한두 끼는 정확하게 먹고 나머지는 가볍게 삶은 달걀이나 과일을 먹는 것이 좋다.

• 여행지에서도 평상시와 같이 식사량을 조절하는 것이 좋다. 음식을 남기기 아깝다고 무조건 먹지 말고, 과식할 경우에는 다음 한 끼는 가볍게 먹는 것이 좋다.

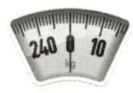

다이어트중의 음식 권유,
어떻게 해야 할까?

　　　　　　　　다이어트를 할 때 다른 사람이 자신을 어떻게 볼지에 대해서 생각해본 적이 있을 것이다. 다른 사람들은 우리를 '제대로 못 먹거나 맛없는 것만 조금씩 먹는 듯하고, 힘들게 운동하고 그러다 쓰러지지 않을까?'라고 생각할 수도 있을 것이다.

　물론 모든 다이어트를 그렇게 심하게 하는 건 아니지만 사회 통념상 많은 사람들은 아직도 다이어트는 힘들다고 생각한다. 그러나 억울해 할 것은 없다. 계획을 잘 실천해서 건강한 몸을 갖게 된다면, 다른 사람들도 당신의 방식을 따라하고 싶어 할 것이다.

　지금 통통한 상태여서 다이어트하려고 열심히 노력하고 있는

데 주변에서 도와주지는 않을망정 음식 권유가 너무 심하다면 마음이 어떻겠는가? 정말 안 먹고 싶다면 몰라도 먹고 싶은 걸 참고 있는 상황에서는 나를 더 힘들게 만든다. 차라리 다이어트에 어느 정도 성공해서 조금이라도 몸이 날씬해져 있는 상황이라면 몰라도 그렇지 않으니 자괴감마저도 들 것이다. 이럴 때는 본인이 더 강하게 마음을 먹는 것 외에 다른 대처 방법이 없다.

외국의 경우 종종 직장 상사가 직접 만든 빵이나 쿠키류를 가져와서 먹으라고 권유하기도 하는데, 다이어트중이라면 그럴 때마다 고문일 것이다. 이럴 경우 정확하게 자신의 상황을 이야기할 수밖에 없다. 특히 가까운 지인들의 끈질긴 음식 권유는 다이어트 의지를 더욱 무너뜨리게 한다.

그러나 이 상황에서 스스로 선택의 주인이 되면 상황은 가볍게 정리가 된다. 본인이 의지가 분명하다는 것을 보여주면 끝까지 권하지는 않는다는 것이다. 또한 주변 사람들은 누가 먹고, 안 먹는지에 대해서 생각보다 관심이 없다는 점을 기억하자. 우리와 헤어지는 순간 이미 신경도 안 쓰고 자기 살기에 바쁘다. 대부분은 자기 고민하기에도 벅차다.

만에 하나 자기가 권한 음식을 안 먹었다는 이유로 집에 가서 괘씸하다며 곱씹는 상사가 있다면 그가 정말 나쁜 사람이지, 먹고 싶지 않다는 의사를 밝혀 거절한 당신의 잘못이 아니다.

그러나 음식을 권유받았는데 거부한 것에 대해서 상대방의 마음도 아닌 본인의 마음이 또다시 스스로를 2차적으로 불편하게 할 수는 있다. '권유한 음식은 인정상 먹어줘야 하는데….' '그의 호의를 내가 거절했다.' '호의를 거절한 나를 어떻게 생각할까?'라고 복잡하게 생각하며 스스로를 고문한다. 집에 가서는 권유한 이가 미워지기 시작한다.

음식을 권유한 사람을 미워하지 않으려면 본인의 의사를 분명히 하자. 물론 다이어트를 하는 사람에게 음식을 권유하는 것은 정말 나쁘다고 생각한다. 이것은 마치 넘어진 사람을 일으켜주기는커녕 못 일어나게 누르고 있는 꼴이니 말이다. 그러니 오늘도 거창하게 생각해본다. 본인의 의사를 물어보고 술이든 음식이든 굳이 안 먹겠다는 사람은 뒤끝 없이 이해해주는 매너 있는 사람이 많아져야 세상은 더 자유롭고 더 행복해질 것이라고 말이다.

이것만은 꼭 기억합시다!

• 주변에서 도와주지는 않을망정 음식 권유가 너무 심하다면 본인이 더 강하게 마음을 먹는 것 외에 다른 대처 방법이 없다. 스스로 선택의 주인이 되어 본인이 의지가 분명하다는 것을 보여주어야 한다.

• 상대방의 기분이 상할까 봐 음식 권유를 받아들이기보다는 먹지 않겠다는 본인의 의사를 분명히 해야 한다. 상대방은 생각보다 당신의 다이어트에 크게 신경쓰지 않는다.

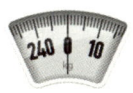

요요 현상은
왜 오는 걸까?

왜 다이어트 후에는 요요 현상이 오는 걸까? 대부분은 다이어트 기간에만 식이를 조절하고 다이어트가 끝났다고 생각한 이후부터는 다시 예전의 식습관대로 돌아갔기 때문이다.

다이어트를 결심했을 때 우선적으로 그동안의 식습관에서 벗어나 살이 찌지 않는 건강한 식습관으로 바꾸는 연습을 해야 한다. 그래야 어느 정도 원하는 체중을 만든 후에도 계속 유지하거나 체지방을 감량해나갈 수 있다. 사후 관리까지 생각하지 않는 다이어트는 자신만 힘들게 하는 고문일 뿐이다.

애초부터 살이 찔 수밖에 없었던 본인의 식습관을 확인해 서서히 바꿔나간다면 힘들게 감량한 체중을 유지할 뿐만 아니라 보다 탄탄한 근육질의 몸매로 만들어나갈 수 있다.

아무리 수술이나 시술 등으로 살을 뺐더라도 본인의 식습관과 운동 방식이 바뀌지 않는 한 원위치로 다시 돌아올 수밖에 없다. 수술 요법뿐만 아니라 식단에서도 극단적으로 단백질 가루와 보충제에 의존하는 사람이 많다. 하지만 이 경우 다시 일반식으로 돌아왔을 때 어떻게 해야 할지를 배우지 못했기 때문에 다시 예전 체중만큼 늘어난다거나 거의 평생을 단백질 가루와 보충제에 의존할 수도 있다.

다이어트를 그동안의 식습관을 버리고 살이 안 찌도록 먹는 식습관을 새롭게 체험하는 기간이라고 생각하면 된다. 이 작은 체험이 쌓여서 생활이 되고 어느 때 어떤 상황에서도 음식으로부터 자신을 지킬 수 있으며, 그런 다음에는 음식을 진정으로 즐기는 고수가 된다. 그것도 남들이 부러워하는 아름답고 건강하고 날씬한 몸으로 말이다.

개인지도 수강생 중에는 결혼식이라는 특별한 상황을 대비한 3개월 동안 많은 감량을 이루었지만, 결혼식을 마친 후에는 다시 예전의 식생활로 돌아가 살이 쪄버린 C가 있었다. 3개월 동안 운동선수 못지않게 식단을 철저하게 관리하고 운동을 지도받으면서 웬만해서는 만들기 힘든 몸을 빠르게 만들었지만 결국 요요가 찾아온 것이다.

요요가 찾아온 C와는 반대로, 적어도 배고픈 일이 없으며 자신이 좋아하는 음식을 먹으면서 느리게 살을 뺀 M이라는 여성이 있었다. 처음에는 체중에 빠른 변화가 일어나지 않았기 때문에 몸의 변화가 오기까지 인내심이 필요했다. 단기간에 많은 체중 감량은 일어나지 않았지만 차츰 치수가 줄어들고 몸의 라인이 잡히기 시작했다.

다이어트 개인지도란 운동하는 법만 가르칠 수도 있지만, 전체적으로 내가 왜 살이 쪘는지 생활 습관을 파악한 다음에 식사를 점검해서 바꿔나가는 방식이어야 한다. 운동과 식단, 생활 습관과 심리까지 전체를 보아야 한다.

몇 개월간의 개인지도를 마치고서도 감량한 몸을 그대로 유지하는 쪽은 대부분 느리게 다이어트를 즐겼던 사람이었다. 결국 느리지만 다이어트를 즐긴 사람이 승자였다. 물론 극적으로 감량하고도 유지하는 대단한 분들도 있지만, 상대적으로 단기간에 살을 뺀 사람들은 요요가 찾아온 경우가 많았다.

트레이너 입장에서는 사실 요요가 온 것도 안타깝고 다시 도전해 성공하기를 바란다. 거북이처럼 느리지만 요요 없이 지금까지 유지하는 수강생은 생각만 해도 흐뭇하다.

이것만은 꼭 기억합시다!

- 다이어트 후에 찾아오는 요요 현상의 대부분은 다이어트 기간에만 식단을 조절하고 다이어트가 끝났다고 생각한 이후부터는 다시 예전의 식습관대로 돌아갔기 때문이다.

- 단기간에 많은 체중을 감량한 사람보다 느리지만 다이어트를 즐긴 사람이 다이어트 후에도 감량된 몸무게를 유지하는 경우가 많다.

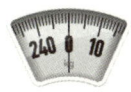

요요가 발생하는
심리적인 원인을 제대로 알자

다이어트에 성공해서 원하는 몸무게가 되었지만, 얼마 지나지 않아 예전 몸무게로 되돌아가거나 더 찌는 경험을 하게 된다. 이렇게 된 결과에는 반드시 원인이 있다. 바로 감량 후 다시 예전의 식사 방식으로 돌아간 생활 습관 때문이다.

그러나 요요가 오는 진정한 원인을 살펴보면 심리적인 부분이 더 많이 차지한다. 다이어트를 하면서 먹고 싶은 걸 못 먹고 참고 참으며 힘겹게 실천했던 식단 자체가 현실적이지 않았기 때문이다.

식단이 현실적인지 아닌지는 이렇게 생각해보면 된다. 내가 평생 이 방식대로 먹을 수 있는 식단인지 간단하게 생각해보자. 그렇다면 거의 모두가 평생을 단백질 가루, 닭가슴살, 방울토마토나 고구마만 먹을 수는 없다는 걸 바로 알게 된다.

물론 이런 음식들은 다이어트에 도움이 되지만 이런 음식으로만 식단을 짜고 아주 엄격하게 잘 지켜야 살이 빠질 거라는 극단적인 계획을 세운다면 다이어트 과정은 정말 험난한 길이 된다.

보디빌더들도 평소에는 이렇게까지 엄격한 식단을 지키지 못하기 때문에 어느 정도의 체중 증가가 있을 수밖에 없다. 요요가 오지 않는 다이어트 식단은 평생 맛있고 충족감 있게 먹을 수 있는 건강한 방식이어야 한다. 그렇지 않으면 아무리 원하는 목표 몸무게에 도달했어도 그 몸무게를 유지하기 힘들다. 다이어트를 하면서 너무 자신을 압박하고 먹고 싶은 걸 참고 자신과의 피나는 전쟁을 치른 상태라 참았던 만큼 바로 보상을 원하는 심리로 요요가 시작되는 것이다.

이것이 심리적인 요요라고 보면 된다. 먼저 심리적인 부분에서 요요가 오기 때문에 몸도 당연히 마음의 움직임에 의해 눈에 보이도록 살이 급속하게 다시 찌게 되는 것이다. 그렇지 않으려면 우선 급한 마음을 한 박자 늦춰야 한다.

그런 다음에 식단을 건강하고 맛있게 먹을 수 있게 계획하고 특히 내가 좋아하는 음식을 수시로 즐길 수 있는 방법을 연구해본다. 그리고 내가 할 수 있는 운동을 꾸준히 하면 그것이 아주 사소하거나 적은 분량의 운동일지라도 몸은 계속 체지방을 태워나갈 것이다. 다이어트 과정을 즐길 수 있을 때 분명하게 요요를 막을 수 있다는 원리가 성립된다.

이것만은 꼭 기억합시다!

- 요요가 오는 진정한 원인을 살펴보면 심리적인 부분이 많이 차지한다. 다이어트 하면서 먹고 싶은 걸 참고 힘들게 운동한 상태에서 그동안 참았던 만큼 보상을 원하는 심리가 요요를 부른다.
- 심리적인 부분에서 먼저 요요가 오기 때문에 몸도 당연히 마음의 움직임에 의해 살이 다시 찌게 된다. 요요를 막기 위해서는 우선 빠르게 결과를 보겠다는 급한 마음을 한 박자 늦춰야 한다.

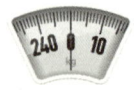

다이어트 정체기,
어떻게 해야 할까?

E라는 여성은 9개월간 10kg을 감량한 후 더이상 체중이 안 빠져서 다이어트 정체기에 들어선 것을 고민하고 있었다. 그러나 평소 운동량도 많았고 하루 식사 분량은 약 700~800kcal 정도로 기초대사량보다 낮았다.

사실 이런 방식은 다이어트에 바람직하지 않다. 최소한 기초대사량 정도는 섭취해야 다이어트에 유리하다. 처음에 10kg을 감량할 때는 이 식단이 예전 식사에 비해 칼로리를 아주 낮춘 것이다. 거기다가 운동량도 많아서 빠르게 감량이 되었지만 더이상 낮출 식사량도 없고, 운동량도 더 많아질 수 없을 정도로 충분했기에 지금 상황에서는 더이상 무리하게 하지 않는 것이 좋겠다고 조언했다. 사실 키에 비해 체중도 많은 편이 아닌 상태에서 다이어트를 시작했기 때문에 더 뺄 살도 없어 보였다.

다이어트를 시작한 지 몇 개월이 지났는데도 다이어트 초기처럼 살이 빠지길 원한다는 것은 몸에 무리가 오는 일이다. 또 계속해서 저칼로리 식단을 유지하면 결국 근육 손실이 와서 더욱 살이 빠지지 않는 체질로 바뀌게 된다. 이렇게 하면 몸의 대사율이 느려져 아무리 식사량을 줄여도 체중은 꼼짝 않게 되고 영양의 불균형으로 건강도 나빠진다.

여기서 가장 중요한 것은 지금의 체중에 만족하면서 유지하는 것이고, 그다음에는 살이 다시 찌지 않도록 기초대사량보다 약간 더 높인 식사를 하는 것이다. 때에 따라서는 전보다 조금 더 찔 수도 있지만, 그럴 때는 하루 전체 칼로리를 자신의 권장량보다 약간 적게 맞춰주면 더이상 찌지 않는다.

살이 더 빠지지 않는 다이어트 정체기지만, 체중을 잘 유지한 것도 발전하고 있는 단계라고 볼 수 있다. 오히려 더욱 탄탄하게 자리를 잡고 있는 중이다. 체중이 1kg 정도는 약간 왔다 갔다 할 수는 있지만 지금의 체중을 유지만 잘해도 다시 체지방 감량이 서서히 일어나게 된다.

운동도 멈추지 않고 하던 대로만 해주어도 몸의 선이 더욱 예뻐지게 된다. 그런 다음에 원하는 목표 체중에 이를 수 있다는 생각을 하면 된다.

체중 감량의 속도가 느려지거나 오히려 조금 더 찌는 상황에서는 좌절하지 말고 인내심을 발휘하자. 여기서 조금 쪘다고 포기하면 다시 체중은 늘어나는 쪽으로 속도를 내기 때문이다. 이 지점에서 본인의 마음을 잘 다스려서 느긋하게 멀리 보고 가는 것이 결국 다이어트의 최종 목적지에 도달하게 한다.

다이어트 정체기란 어떤 마음을 먹느냐에 따라 그 순간에도 계속 발전하고 있는 상황이 될 수도 있고, 정말로 다이어트의 정체기가 될 수도 있다. 과감하게 식사량을 조금 더 늘려주어도 대사량이 높아지는 몸이 될 수 있다. 무조건 식사만 제한하면 몸은 더욱 체지방 감량이 어려운 상태가 된다. 몸은 음식을 원하는데 무조건 음식을 줄이면 몸은 더욱 에너지를 절전하는 상태가 되어서 지방을 태우지 않게 되는 것이다.

심지어는 에너지 대사의 중요한 역할을 하는 근육을 우선으로 사용해서 근육을 감소하게 한다. 이런 식으로 뺀 살은 효율성이 없고 건강에도 좋지 않을 뿐만 아니라 미관상에도 좋지 않은 몸을 만든다.

살을 빼는 속도에만 신경 쓸 것이 아니라 건강하게 빠지고 있는 것인지 관심을 갖자. 조금은 적게 빠지더라도 빠져나간 체중이 모두가 지방이라면 정말 잘하고 있다는 증거가 된다. 여기에 근육마저 늘어난다면 더욱 잘하고 있는 것이다. 심지어는 근육의 증가로 체중이 조금 늘어났어도 결국 체지방이 잘 타는 몸으로 재정비를 한 셈이 된다. 이제는 체중계의 숫자만으로 자신의 몸을 섣부르게 판단할 필요가 없다.

이것만은 꼭 기억합시다!

• 살이 더 빠지지 않는 다이어트 정체기에 체중을 잘 유지한 것은 발전하고 있는 단계라고 볼 수 있다. 몸이 더욱 탄탄하게 자리 잡고 있는 중이기 때문이다.

• 정체기에는 좌절하지 말고 본인의 마음을 잘 다스려서 느긋하고 멀리 봐야 결국 다이어트의 최종 목적지에 도달할 수 있다. 어떤 마음을 먹느냐에 따라 정체기도 계속 발전하고 있는 상황이 된다.

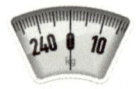

임신중 체중 관리와
출산 후의 몸매 되찾기

　　　　　　　　　　여성들은 임신과 출산 후의 몸매
관리에 관심이 아주 많으면서도 정작 이 시기에 흔히 저지르는
실수가 있다. 바로 많이 먹는 것이다. 임신중에는 오로지 태아만
을 생각해서 영양을 고려한다는 것이 자칫 잘못하다가는 그만 모
든 음식을 아무 제재 없이 잘 먹어야 한다는 것으로 오해하기도
한다.

　하지만 임신으로 더 섭취해야 하는 칼로리는 임신 3개월부터
겨우 밥 반 공기 분량 정도인 150kcal, 임신 후반기에는 350kcal
정도다. 성인 여성의 하루 권장 칼로리인 2,000kcal에서 300kcal
가 추가된 2,300kcal를 섭취하면 되는 것이다. 수유에 의한 칼로

리 증가 역시 500kcal 정도밖에 되지 않는다. 뜻밖의 적은 양에 놀랄 것이다. 임신중에는 잘 먹어야 한다며 이것저것 입맛만 생각하지 말고 영양을 고려한 양질의 식사를 해야 한다.

임신중 운동은 더욱 건강한 아이를 출산하게 하고 태아의 여러 가지 질병 발병률을 감소시킨다. 임신 기간의 운동은 임신성 고혈압과 당뇨 발병률을 낮추고 비만으로 인한 제왕절개수술의 필요성을 절반으로 낮춘다. 또한 콜레스테롤 수치와 임신중독증 발생률을 낮춘다.

임신중에는 윗몸 일으키기 같은 복압을 높이는 운동은 하지 않는 편이 좋고, 걷기나 가벼운 중량 운동 정도로 임신 초기부터 조금씩 하는 것이 바람직하다. 임신중 갑작스럽게 무리한 운동은 당연히 피해야 한다.

G라는 여성은 체중 감량을 목적으로 운동을 시작했다가 임신 사실을 알고 그때부터 출산까지 꾸준히 운동을 하게 되었다. 과거 G는 아이 둘을 제왕절개로 낳았지만 셋째는 자연 분만에 성공하기 원했다. 때문에 몸의 중량을 사용한 강도가 높지 않은 근력 운동과 가벼운 유산소 운동을 꾸준히 함께하며 체중 관리를 한 결과, 셋째 아이를 자연분만으로 순산했다. 역시 운동은 바로 당장 나타나지 않지만 놀라운 결과를 가져다준다.

임신 기간의 정상적인 체중 증가는 보통 약 11~16kg 정도로 임신 기간에는 다이어트를 위해 너무 과하게 하루에 섭취하는 칼로리를 줄이면 안 된다. 임부는 여성 권장 칼로리 2,000kcal에서 300kcal를 추가하고 모유 수유하는 산부는 500kcal를 추가해서 통곡물 종류와 단백질 식품, 채소와 과일, 견과류와 해조류를 적절하게 섭취하면 된다. 여기서도 중요한 것은 당질과 나쁜 기름으로 만들어진 정크푸드를 멀리해야 한다는 점이다.

산모가 출산 후 모유 수유를 하게 되면 아이 건강에도 좋을 뿐만 아니라 산모의 건강도 좋아진다. 또한 수유로 인한 칼로리 소비는 출산 후 몸매를 회복시키는 데 도움이 된다. 임신과 출산으로 체중이 늘어나 고통받는 여성들이 많은데 그것은 임신과 출산, 수유 기간에는 무조건 잘 먹어야 한다는 음식 섭취에 대한 잘못된 생각 때문인지도 모른다. 임신중에는 먹고 싶은 음식을 즐기는 것도 중요하지만 어느 정도로 음식을 먹어야 하는지, 그리고 어떤 종류의 음식을 먹어야 하는지 잘 선택해야 한다.

임신으로 인한 자연스러운 체중 증가 외에 더 살이 찌지 않도록 임신중 운동에도 신경을 써야 건강하게 출산을 할 수 있다. 동네 공원을 가볍게 걷거나 집 앞 산책 같은 무리를 주지 않은 운동을 매일 20~30분 정도 해도 좋다.

운동 외에도 쾌적한 집 안 환경을 위해서 청소.등을 즐겁게 하는 것도 활동량을 늘리게 되어 체중 조절에 효과적이다. 이러한 사소한 노력 하나가 나중에 출산에 도움이 되고 필요 이상으로 체중이 늘지 않아서 심리적인 부분까지 건강하게 해준다.

이것만은 꼭 기억합시다!

- 임신중 무조건 잘 먹어야 한다며 많이 먹는 실수를 한다. 하지만 임신으로 더 섭취해야 하는 칼로리는 생각보다 많지 않으므로 무조건 먹기보다는 영양을 고려한 양질의 식사를 해야 한다.
- 임부는 여성 권장 칼로리 2,000kcal에서 300kcal를 추가하고 모유수유하는 산부는 500kcal를 추가해서 통곡물 종류와 단백질 식품, 채소와 과일, 견과류와 해조류를 적절하게 섭취하면 된다.

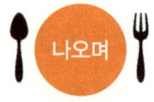

음식을 즐기고
운동에 강박적이지 않은 다이어트

나는 춤이 좋았고, 몸을 움직일 수 있는 여러 가지 운동을 사랑했으며 몸을 아름답게 만드는 일이 좋았다. 더불어 몸을 날씬하게하는 다이어트에도 관심이 많았다. 그러나 다이어트는 항상 일상생활에서 회피하고 싶은 부분이지만 언제나 현실적인 그런 일들이었다. 음식을 먹으면 살이 찌고, 운동을 하지 않으면 몸의 선은탄력을 잃고 늘어났다. 사람들은 무조건 야위어 가길 원하고 심지어는 패션모델이 더욱 마르기 위해 극도의 다이어트를 하다가 섭식장애로 목숨까지 잃는 것을 보면서 미에 대한 기준에 대해서 생각해보았다.

나는 개인적으로 약간은 살집이 있고 통통하지만 여성스러운 몸을 선호한다. 보디빌더들은 존경할 만하지만 근육이 많은 것보다는 약간 슬림한 몸이 더 좋다. 이와는 반대로 깡마른 몸이 매력적인 사람도 있고 현실적이지 않은 엄청난 근육을 갖고 있는 몸이 매력적인 사람도 있을 것이다.

전 인류를 통틀어 완전히 똑같은 사람이 없듯이 몸은 육체 이상의 가치를 가진, 한 사람 한 사람의 삶의 기회고 생명이다. 나만의 개성을 발견하고 내가 원하는 몸매 관리를 한다면 요즘만큼의 마른 몸에 대한 강박적인 스트레스는 없을 것이다.

어떤 한 사람을 롤모델로 잡고 평생 이룰 수 없는 꿈만 꾸면서 스트레스를 받는다. 하지만 자신만의 기준을 잡고 하루에 얼마만큼의 운동을 하고 식단을 잘 계획하고 실천해도 비만에서 벗어나고 몸을 서서히 발전시킬 수 있다. 나의 롤모델처럼 되려면 적어도 그나 그녀가 하는 정도의 활동량과 운동량, 그리고 식사량이 있어야 한다. 여기에 그들은 정신력과 직업의식까지 있으니 내가 그들과 같은 몸이 된다는 것은 사실상 불가능하다.

당신에게 사회가 또는 대중매체가, 심지어는 나의 가장 가까운 사람이 비현실적인 미용체중을 은근히 강조하더라도 건강하게 젊음을 유지하며 음식을 즐기자. 본인만 좋으면 될 것이다. 나에게는 나만의 어떤 흔들리지 않는 가치가 있기 때문이다.

그것은 핵폭탄보다 강력한 힘을 가지고 있는 스스로를 존중하고 사랑하는 마음이다. 그래서 단순히 살을 빼는 것이 아닌 본인에 대한 관심이기를 바란다. 이제 자신을 사랑하는 일이 우선이고 그다음이 체중 감량이 될 것이다. 이 작은 순서 하나를 바꿀 때 몸은 자연스럽게 마음을 따라올 것이다. 지금까지 알게 모르게 모든 일들이 그래왔듯이 이것이 올바른 수순이기 때문이다.

나는 트레이너지만 음식을 즐기면서도 몸매 관리를 하고 싶다. 선수처럼 강박적으로 운동하고 싶지 않다. 그렇다고 몸 가꾸기에 열정이 없다는 것은 아니다. 사람이 살아가기에 필요한 근육과 성인병에 걸리지 않을 정도의 날씬한 몸, 그리고 하루의 적당하고 기분 좋을 정도의 운동량과 여러 가지 맛있는 음식으로 진정으로 인생을 즐기고 싶다.

만약 누군가 나에게 이 모든 것을 포기하고 오로지 멋진 몸을 만들기 위해 매일 운동하고 식단을 지키며 삶을 절제하라고 한다면, 단호하게 거절할 것이다. 그것은 내가 행복한 생활이 아니기 때문이다. 나는 누군가 몸을 만들고 싶다고 했을 때는 음식을 즐기고 운동에 강박적이지 않을 정도의 분량으로 평생 적정 체중을 유지할 수 있는 현실적인 다이어트를 해야 한다고 생각한다.

지금보다 좀더 근육이 붙고 체지방이 빠지고 마음까지 강인해지면 된다. 나는 앞으로도 딱 이정도까지만 트레이닝을 할 것이다. 이것이 나의 트레이닝 철학이며 나아갈 방향이다. 인생은 마른 몸이나 근육이 전부가 아니기 때문이다.

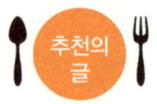
당신의 건강에 상냥한 멘토가 되어줄
단 한 권의 책

'건강한 치유자' 김소영 트레이너의 책 출간 소식은 건강한 삶을 같이 공유할 수 있어 기쁘게 다가온다. 역시 운동이나 건강관리는 전문가의 손길에 의해서 더 완성된다. 나 역시 항상 도움을 청하고 있지만 이렇게 책으로 만날 수 있다니 감사할 따름이다.

병이 생기기 전에 건강관리를 해야 혹시라도 노년에 병이 생길 시 쉽게 이겨낼 수 있다는 것을 임상에서 30여 년 진료하면서 크게 느꼈다. 그러기 위해서는 누군가가 건강관리에 대해서 체계적으로 본질적인 부분을 다루어야 된다는 필요성이 제기되는 시점에 이러한 책이 나왔다는 것은 참으로 다행이 아닐 수 없다.

특히 당뇨나 고혈압, 고지혈증, 비만, 그리고 심장에 관련된 많은 병들을 발견하고 고생하는 지인들을 보며 '조금만 더 일찍 이러한 건강관리를 했더라면 얼마나 좋았을까?'라고 생각한 이가 있다면, 이 책을 읽어볼 것을 권한다.

　비만은 현대 성인병의 원인인바, 나 또한 비만을 정복하는 것이 건강의 시초라고 환자나 보호자들에게 항상 강조해왔다.

　내가 먼저 나를 행복하게 하고 나 자신의 건강을 우선 챙긴다면 우리 아이들도 그 영향을 받고 비만이 되지 않는 생활 습관을 만들 것이다. 비만으로 인한 큰 병이 생기기 전에 사소한 건강 습관을 길들이고 싶다면, 이 책이 당신의 상냥한 멘토가 되어줄 것이라고 믿어 의심치 않는다.

소아과 전문의
한정

『먹는 습관만 바꿔도 10kg은 쉽게 빠진다』
저자와의 인터뷰

Q 『먹는 습관만 바꿔도 10kg은 쉽게 빠진다』를 소개해주시고, 이 책을 통해 독
자들에게 전하고 싶은 메시지는 무엇인지 말씀해주세요.

A 사실 다이어트는 상식적이고 간단한 원리입니다. 영양의 균형
을 맞춘 적절한 식사와 일상에서 가능한 가벼운 운동을 해서,
섭취 에너지와 활동 에너지의 균형을 맞춰주면 비만이 될 리가
없습니다. 그런데 어느 순간부터 섭취한 음식의 에너지는 많지
만 움직임은 줄어들고, 그만큼 활동으로 소비하지 못해서 체내
에 남는 에너지가 지방으로 쌓이게 되어 비만이 됩니다. 비만
의 원리가 이렇다면 다이어트는 이것을 반대로 해결해주면 됩
니다.

그러나 비만을 해결해나가는 방식이 너무 어렵게 다가옵니다. 하루아침에 이루어진 비만이 아닌데도 불구하고 어떤 자극에 의해서 체중 감량을 결심하게 되었을 때, 대부분의 사람들이 빠르고 극적인 효과를 보려고만 하기 때문입니다. 그래서 요요 현상 같은 부작용에 시달리게 됩니다.

이 책에서는 이러한 부분을 하나하나 짚어가면서 다이어트 동기 부여와 건강한 방식을 권합니다. 상식적으로 다가가면 다이어트가 그렇게 복잡하거나 힘든 일이 아니라 충분히 할 수 있는 일이라는 메시지를 전달하고 있습니다.

Q 다이어트 성공은 식사에서 70~90%가 결정된다고 강조하셨습니다. 다이어트에서 식사가 왜 그토록 중요한가요?

A 특별한 식단 조절 없이도 자연스럽게 날씬한 몸매를 유지하는 사람도 있습니다. 사람에 따라 어떤 자극에 대한 고통이 각자 다르게 느껴지듯이 식사가 그렇게 크게 다가오지 않을 수도 있습니다. 하지만 현실은 모델이나 보디빌더들도 운동 못지않게 가장 힘들어 하는 부분이 엄격한 다이어트 식단을 맞추는 일입니다. 특히 고칼로리에 영양은 없는 정크푸드를 좋아해서 즐겨 먹는다면 운동을 한다고 해도 섭취한 칼로리를 전부 소모하기는 어려울 것입니다.

많은 운동으로 섭취한 칼로리를 소모하는 것도 오히려 운동의 효과를 반감시켜 운동을 하는 수고를 무의미하게 만듭니다. 그러므로 하루 식사량과 영양을 조절해주는 것이 운동을 무작정 많이 하는 것보다 효율적으로 체지방을 감량할 수 있습니다.

Q 적은 음식으로도 충분히 만족할 수 있다고 하셨지만 소식이라는 게 말처럼 쉽지는 않아 보입니다. 조언 한 말씀 부탁드립니다.

A 예를 들어 하루에 세끼 식사와 2번의 간식을 먹는 사람이 있다고 했을 때, 갑자기 두 끼만 먹게 된다면 굉장히 고통스러울 것입니다. 이 경우 갑자기 식사량을 줄이기보다는 예전대로 세끼를 다 먹으며 식사의 질적인 부분을 채워주어야 합니다. 만약 하루 한 끼는 햄버거 세트로 먹었다면 약 1,000kcal를 넘게 섭취한 것입니다. 이때 그 한 끼를 햄버거 세트가 아닌 한식으로 바꿔주는 방식입니다. 600kcal 정도인 비빔밥을 먹는 것이지요. 그러면 끼니를 거르지 않으면서도 섭취하는 칼로리는 줄어들게 마련입니다.

이런 방식으로 고칼로리의 음식 대신 양질의 음식으로 서서히 대체해간다면, 무조건 하루에 1,000kcal 이하의 소식이 아니라 하루 권장량을 먹으면서도 체지방을 줄여나갈 수 있습니다. 소식은 그다음 선택 사항이 되는 것입니다.

A 방법은 한 가지입니다. 바로 영양은 없고 칼로리만 높은 정크
푸드를 줄이고 자연스럽고 몸에 좋을 뿐만 아니라 칼로리가 낮
은 식재료로 조리된 음식을 먹는 방식입니다. 특별할 것도 없
지만 가장 실천하기가 어렵고 힘든 부분입니다. 왜냐하면 현대
에는 자연스러운 음식이 드물고 가공된 정크푸드와 기름지고
복잡하게 조리되어 눈과 입맛을 자극하는 음식들이 넘쳐나기
때문입니다. 이런 음식들을 먹는 것이 어린 시절부터 자연스럽
게 익숙해졌겠지요.

하지만 자연스럽고 좋은 식재료로 단순한 방식으로 조리해서
먹으면 칼로리도 줄일 수 있습니다. 물론 식비는 더 들어갈 수
있지만 정크푸드를 먹는 것보다 식사의 질을 높일 수 있습니다.

Q 다이어트 초보자가 식단을 계획할 때 중요하게 고려해야 할 부분이 있다면
알려주세요.

A 다이어트 식단을 짤 때 '내가 실천할 수 있는 방법인가?'를 생
각해보아야 성공할 수 있습니다. 그것은 누구나 알고 있는 것
이지요. 그리고 남이 하는 방식대로 따라 할 필요도 없습니다.
왜냐하면 한 가지 음식을 대한 느낌은 사람마다 모두 다르기
때문입니다. 본인이 좋아하고 영양이 풍부한 음식 중에서 선택

하면 됩니다. 싫어하는 음식인데도 다이어트 음식이라는 이유로 억지로 참고 드실 필요도 없습니다. 예를 들어 싫어하는 음식이 생선구이라면 생선구이를 대신할 수 있는 조개류나 문어, 오징어 등의 해산물에서 단백질을 취하시면 됩니다.

그리고 다이어트 식단을 짤 때 아예 처음부터 정크푸드를 우선적으로 제한하면 여분의 칼로리가 생기고, 그 남은 칼로리에서 더 신선하고 건강한 음식을 채웁니다. 그러면 음식의 분량을 갑자기 줄이지 않고도 체중을 감량할 수 있습니다. 다이어트한다는 느낌이 들지 않게 서서히 진행해야 합니다. 식사를 잘 챙겨 먹다보면 오히려 다이어트를 하지 않았을 때보다 자주 냉장고 문을 열게 됩니다. 하루 종일 부엌에서 식사 준비를 하기도 합니다. 이 부분은 어쩌면 의외라고 느껴질 수도 있겠네요.

Q 굳게 결심한 다이어트가 야식 때문에 무너지던 경험은 누구나 한 번쯤은 있는 것 같습니다. 다이어트중 식욕을 도저히 참을 수 없을 때는 어떻게 해야 하나요?

A 성인 하루 권장 칼로리는 남성의 경우 약 2,500kcal, 여성은 1,800~2,000kcal 정도지요. 사실 하루 종일 이 칼로리 안에서 음식을 먹는다면 먹을 수 있는 음식의 분량은 생각보다 많습니다. 문제는 평소 권장 칼로리의 약 2배까지도 섭취하다가 다이어트에 돌입했을 때, 갑자기 음식의 하루 분량을 1,000kcal 정

도나 그 이하로 잡게 되는 것입니다. 그렇게 되면 당연히 밤 시간대에 배가 고플 수밖에 없고 음식이 평소보다 더 당기게 됩니다.

현실성 없는 식단을 짜고 무리하게 계획했기 때문입니다. 만약에 점차적인 방식으로 내가 할 수 있는 다이어트 식단을 계획했다면 바로 잠들기 전의 시간만 피해 가볍게 우유 한 잔이나 바나나 한 개 정도는 자유롭게 먹을 수 있을 것입니다. 또한 하루 칼로리 안에서 먹고 싶은 음식도 충분히 먹을 수 있었을 것입니다. 원인은 무리한 계획에 있습니다.

다이어트에 성공하는 방법은 단기간의 감량 욕심을 버리는 것입니다. 다이어트하는 자신을 행복하게 해주는 방식으로 자신을 달래면서 진행해야 성공적인 다이어트를 할 수 있습니다.

Q 다이어트에 고된 운동은 할 필요가 전혀 없다고 하셨습니다. 그 이유는 무엇인가요?

A 훈련처럼 높은 강도의 힘든 운동이 자신에게 맞고 행복하다면 계속할 수 있습니다. 그러나 살을 빼야 하기 때문에 막연하게 운동을 많이 해야 한다거나, 음식을 먹기 위해서 운동을 많이 해야 한다고 생각한다면 몸이 따라주지 않을 뿐만 아니라 건강에도 지장이 오게 됩니다. 이때 운동은 운동이 아니라 피곤한 노동이 되어버리고 운동을 안 하는 것보다 못한 상황이 되어버

립니다.

효율적인 감량을 위해서는 내가 소화할 만한 가벼운 운동과 식단 조절이 중요합니다. 운동을 많이 하면 좋을 것이라는 생각으로 자신의 체력은 생각하지 않고 무리하게 운동하기 쉬운데, 이는 바람직하지 않습니다. 또는 운동을 했으므로 식사를 많이 해도 될 것이라는 막연한 생각에 과식하게 된다면 운동으로 소비한 칼로리 이상을 섭취하게 될 수도 있습니다. 기분이 좋아지고 활력이 생길 정도의 운동이라도 하루에 틈틈이 10분씩 나누어서 2~3회를 하거나, 될 수 있으면 출퇴근 시간에 자연스럽게 대중교통을 이용하면서 걷는 시간을 확보해두는 것도 좋습니다.

Q 많은 사람들이 다양한 다이어트 방법을 시도하면서 번번이 실패하는 공통적이고도 결정적인 원인을 한 가지만 꼽는다면 무엇인가요?

A 자신과의 대화가 중요합니다. 어떤 일을 시작할 때는 그 의도를 파악하는 것이 좋습니다. '나는 왜 다이어트를 하려고 하는가?'라고 스스로에게 솔직하게 묻는 것이지요. 그리고 다이어트를 하는 첫 번째 이유가 자신을 사랑하고 보살펴주기 위해서여야 합니다. 그렇지 않고 현재의 뚱뚱한 자신이 싫어서라든가, 다른 이유라면 다이어트중 지칠 때 지속할 힘을 잃기 쉽습니다. 그러므로 본인이 할 수 있는 현실적인 다이어트 방식을

써야 합니다.

스스로 할 만하고 지킬 수 있다고 느끼며 그에 대한 결과가 나타날 때 기쁘기까지 하다면, 그것으로 이미 동기 부여가 되어 더 지속할 수 있는 힘이 생깁니다. 다시 말해 자신이 완벽하지 않아도 충분히 소중하고 사랑받을 만한 존재라는 것을 알고 시작하는 것이 필요합니다.

Q 자신이 즐길 수 있는 다이어트 방식을 찾아내야 한다고 하셨지만, 다이어트라는 게 기본적으로 고통스러운 것이 아닌가 싶습니다. 즐거운 다이어트에 관해 설명 부탁드립니다.

A 솔직하게 말씀드리면 다이어트는 고통스럽습니다. 그 이유는 지금까지의 자신의 습관을 거스르는 일들을 해야 하기 때문입니다. 이것을 냉정하게 이해하고 자신과의 솔직한 대화를 통해서 하나씩 풀어나가야 합니다. 다이어트는 내가 몰랐기 때문에 할 수 없었던 것들도 있었고, 막연하게 다이어트에 대한 고정관념을 버리지 못했기 때문에 힘들었을 수도 있습니다.

다이어트는 오히려 평소 즐겨 먹던 음식보다 더 건강한 양질의 음식이 있다는 것을 알게 되는 새롭고 신선한 경험이 되기도 합니다. 몸에 좋은 음식을 충분히 즐기면서도 체중이 감량되고 활력이 생길 때 우리는 더 행복해집니다. 게다가 그 방법들이 대단하고 어려운 것이 아니라 단지 선입견 속에서 감춰져 있었던 것들이고, 조금만 자신에게 관심을 가지면 스스로를 위해 해줄 수 있는 아주 작은 것들이라는 것을 알게 됩니다. 이 책에서는 이처럼 지나치기 쉬운 사소한 방법들을 하나하나 짚어주고 있어 유용합니다.

Q 다이어트에 대한 선입견 중에서도 가장 대표적인 것들을 한두 가지만 꼽는다면 무엇인가요?

A '운동을 많이 해야 한다.'와 '먹지 말아야 한다.'가 아닐까요? 사람에 따라서는 병원에서 처방을 받아서 복잡하게 해야 한다고 생각한다거나 심하게는 지방 흡입이나 단백질 가루, 다이어트약 등 물리적인 방법을 써야 다이어트가 가능하다고 생각하기도 합니다.
다이어트에 대한 선입견은 개인마다 다르고 차이가 있지만 호되게 실패를 경험해도 그 선입견을 그대로 가지고 있다는 공통점이 있습니다. 자신이 가지고 있는 생각과 습관을 바꾸기가 정말로 어려운 것처럼 어떤 일에 대한 선입견 또한 그렇습니다.

스마트폰에서 이 QR코드를 읽으면
저자 인터뷰 동영상을 보실 수 있습니다.

* 원앤원스타일 홈페이지(www.1n1books.com)에서 상단의 '미디어북스'를 클릭하시면 이 책에 대한 더욱 심층적인 내용을 담은 '저자 동영상'과 '원앤원스터디'를 무료로 보실 수 있습니다.
* 이 인터뷰 동영상 대본 내용을 다운로드받고 싶으시다면 원앤원스타일 홈페이지에 회원으로 가입하시면 됩니다. 홈페이지 상단의 '자료실–저자 동영상 대본'을 클릭하셔서 다운받으시면 됩니다.

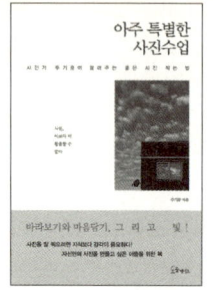

사진가 주기중이 들려주는 좋은 사진 찍는 법

아주 특별한 사진수업

주기중 지음 | 값 18,000원

사진을 사랑하는 사람들을 위해, 이제 막 사진을 시작하는 사람들을 위해 『아주 특별한 사진수업』이 출간되었다. 30년 가까이 사진가로 현장을 누빈 중앙일보 시사미디어 포토디렉터 주기중이 사진이론을 아무리 열심히 공부해도 이론으로는 알기 어려운 사진의 본질에 대해 아주 명쾌하게 설명한다. 이 책은 사진의 기술적인 부분을 중점적으로 다루는 다른 책들과는 달리 사진의 외곽을 건드려서 사진의 본질을 탐구해보는 형식을 취한다.

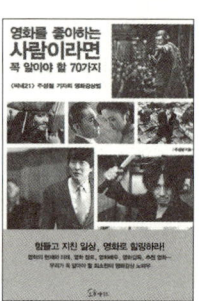

영화감상, 이보다 더 즐거울 수는 없다!

영화를 좋아하는 사람이라면 꼭 알아야 할 70가지

주성철 지음 | 값 19,500원

〈씨네21〉 주성철 기자가 영화와 관련된 다양한 주제의 이야기를 모아 한 권의 책으로 엮었다. 더 많은 사람들이 영화를 진정으로 즐기기 위해 '영화에 어떻게 접근하면 더 즐겁게 감상할 수 있을지' 시범을 보이는 책이다. 영화를 보면서 당장 이해하지 못하더라도 영화에 편하게 다가갈 수 있는 멋진 영화입문서다. 몰랐던 걸 알게 된다는 기본적인 재미와 더불어 영화를 더욱 멋지게 향유하기 위한 방법을 자연스레 얻게 될 것이다.

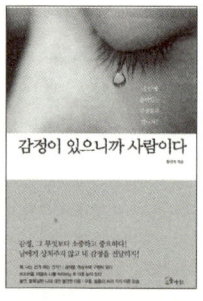

내 안에 숨어있는 감정들과 만나자

감정이 있으니까 사람이다

황선미 지음 | 값 15,000원

자신의 감정을 잘 다루지 못해서, 혹은 적절히 표현하지 못해서 심리적인 어려움을 겪고 있다면 이 책에서 답을 찾아보자. 저자는 이 책을 통해 자신의 감정을 잘 알아차리고 적절히 활용할 수 있어야 한다고 주장한다. 또한 감정을 느끼고 표현하는 것이 부정적이라는 오해를 풀고자 했다. 더 나아가 일상적인 감정 이야기를 통해 '아, 나만 그런 것이 아니었구나!' 하는 공감과 위로를 제시한다.

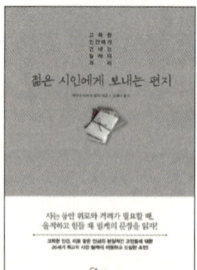

고독한 인간에게 건네는 릴케의 격려

젊은 시인에게 보내는 편지

라이너 마리아 릴케 지음 | 김세나 옮김 | 값 13,000원

릴케의 사후 1929년에 처음 출간된 이 책은 릴케의 사상이 아름다운 문체로 쓰여 지금까지 수없이 많이 번역된 고전이다. 존재의 근원적인 문제, 신, 예술, 사랑과 성, 인생과 죽음, 고독에 대한 릴케의 생각이 담긴 이 열 통의 편지는 시인을 꿈꾸는 청년에게 들려주는 조언인 동시에 릴케의 자기 고백이자 다짐으로 알려져 있다. 릴케의 편지야말로 경쟁에 지친 우리의 지난한 갈증을 풀어줄 시원하고 맑은 샘물이 될 것이다.

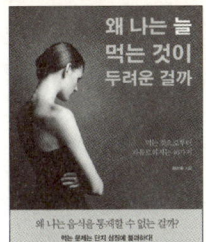

먹는 것으로부터 자유로워지는 46가지

왜 나는 늘 먹는 것이 두려운 걸까

허미숙 지음 | 값 16,000원

폭식으로 힘들어하고 있다면, 마른 몸에 지나치게 집착한다면, 다이어트로 힘들어하고 있다면 이 책에서 답을 찾아보자. 섭식장애 때문에 힘들어하고 있는 사람들을 위해 섭식장애의 원인과 그 해결 방법을 엄선해 수록했다. 특히 섭식장애를 겪고 이를 극복한 사람들의 사례를 구체적으로 보여줌으로써 섭식장애에서 벗어날 수 있도록 돕고 있다. 이 책을 통해 '먹는 고통'에서 벗어나 '먹는 즐거움'을 느껴보길 바란다.

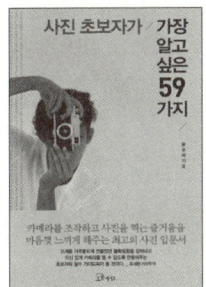

초보 사진가가 꼭 알아야 할 최소한의 지식

사진 초보자가 가장 알고 싶은 59가지

윤우석 지음 | 값 19,000원

좋은 사진을 찍고자 하는 욕심 있는 사진 초보자들이 가장 궁금해하고, 반드시 알아야 할 필수적인 지식 59가지를 엄선해 정리했다. 이 책에는 사진과 카메라의 간략한 역사부터 카메라 조작을 위해 필요한 기본 지식, 사진을 촬영하는 팁과 카메라를 관리하는 방법까지 다양한 주제를 핵심만 뽑아 실었다. 사진 초보자들을 위한 가이드북이자 사진에 열정을 담을 수 있는 뜨거운 안내서다.

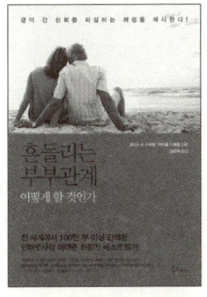

금이 간 부부 사이 신뢰를 되살리는 해법을 제시한다!

흔들리는 부부관계, 어떻게 할 것인가

재니스 A. 스프링 · 마이클 스프링 지음 | 정은아 옮김 | 값 17,000원

전 세계적으로 100만 부 이상 판매된 베스트셀러이자 불륜을 겪은 부부들을 위한 심리상담서다. 신뢰와 친밀함, 용서 분야의 권위자로 꼽히는 재니스 스프링 · 마이클 스프링 부부의 대표 저서로 전통적 의미의 불륜에서부터 온라인상의 불륜까지 폭넓게 다루고 있다. 어느 한쪽의 입장에만 치우쳐 조언하지 않고 불륜을 저지른 당사자와 배우자의 불륜으로 상처받은 양쪽의 입장을 다루고 있다.

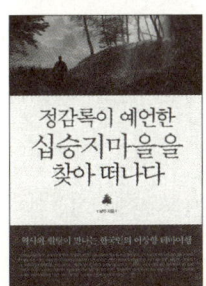

역사와 힐링이 만나는 한국인의 이상향 테마여행

정감록이 예언한 십승지마을을 찾아 떠나다

남민 지음 | 값 16,000원

십승지마을을 여행하면서 지금은 역사의 뒤안길로 사라져간 사람들의 이야기를 들어보는 것을 목적으로 쓴 책이다. 눈으로 즐기는 관광이 아닌 사색하듯이 음미하고 마음을 가다듬으며 힐링하기 위한 책이다. 시골 마을을 여행하며 맑은 산천을 둘러보고, 옛 사람들의 삶의 흔적을 더듬어보면 마음이 탁 트일 것이다. 십승지마을을 천천히 여유롭게 걸으며 여행하길 바란다.

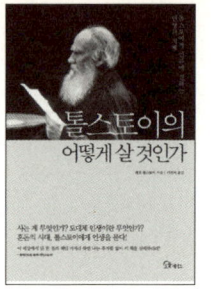

톨스토이가 인류에 전하는 인생의 지혜

톨스토이의 어떻게 살 것인가

레프 톨스토이 지음 | 이선미 옮김 | 값 13,000원

세계적인 대문호이자 사상가인 톨스토이의 생애를 관통하는 사상과 철학을 한 권으로 엮어낸 책이다. 이 책은 톨스토이가 동서양을 막론한 수많은 작품과 대작가들의 선집에서 직접 엄선해 엮은 철학 산문집을 현대에 맞게 발췌·재편집했다. 이 책은 톨스토이가 죽음의 순간까지 반복해서 읽을 정도로 무한한 애정을 담은 단 한 권의 책으로 알려져 있다.

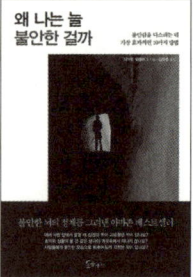

불안감을 다스리는 데 가장 효과적인 10가지 방법

왜 나는 늘 불안한 걸까

마거릿 워렌버그 지음 | 김좌준 옮김 | 값 16,000원

불안의 고통에서 벗어나는 해답이 담긴 책이다. 심리학 박사이자 현장에서 불안장애 환자를 치료하는 임상심리 전문가인 저자가 불안함을 조절하는 뇌의 작동 원리를 명쾌하게 그리고, 심장에 대한 여러 가지 문제를 의학적으로 설명하면서 실제적인 조언을 전한다. 저자는 불안을 처리하는 신체 작동 원리를 알면 얼마든지 스스로 불안함을 조절할 수 있다고 강조한다.

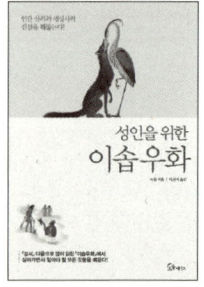

인간 심리와 세상사의 진실을 꿰뚫는다!

성인을 위한 이솝우화

이솝 지음 | 이선미 옮김 | 값 13,000원

인간의 욕심과 시기심, 그리고 자만심에 대한 경고의 메시지가 적나라하게 담겨 있다. 권모술수가 난무하는 타락한 현실을 헤쳐 나갈 지혜가 가득한 이 책을 음미하며 읽어야 할 사람들은 바로 성인이다. 특별히 성인을 위해 기획된 이 책은 우리가 살아가는 현실 세계에 적합한 110편의 이야기를 엄선해 소개한다. 『성경』 다음으로 많이 읽힌 불멸의 고전 『이솝우화』는 여전히 현대인에게 주옥같은 인생의 지혜를 들려준다.

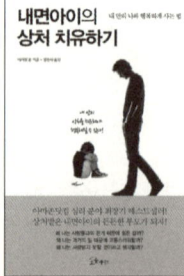

내 안의 나와 행복하게 사는 법

내면아이의 상처 치유하기

마거릿 폴 지음 | 정은아 옮김 | 값 16,000원

자신을 사랑하고 치유하며 성장하고 싶은 사람을 위해 쓴 책으로, 주변 사람들과의 관계와 인생을 풍요롭게 해줄 수 있는 소중한 지혜와 전략이 가득하다. 저자는 삶 속에서 상처받은 내면을 치유하고 혼란을 가라앉힐 수 있는 간단하고도 효과적인 방법들을 담았다. 이 책에 소개된 대로 내면아이에게 사랑을 베푸는 부모가 되면 자신에게 가장 사랑스럽고 믿음직한 친구가 될 수 있다.

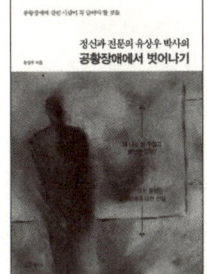

공황장애에 걸린 사람이 꼭 알아야 할 것들

정신과 전문의 유상우 박사의 공황장애에서 벗어나기

유상우 지음 | 값 15,000원

공황장애의 이해부터 치료 방법과 극복 방법, 극복 과정에 이르기까지 공황장애의 모든 것을 한눈에 볼 수 있도록 정리한 지침서다. 이 책은 더이상 공황장애로 길을 잃지 않도록 이론과 실제를 꿰뚫는 명쾌한 설명을 통해 공황장애가 겪는 고질적인 문제를 극복할 수 있도록 돕는다. 복잡하고 어려운 의학용어를 쉽게 풀어 썼으며 보기 쉬운 도표와 그림을 곁들여 독자를 이해의 길로 이끈다.

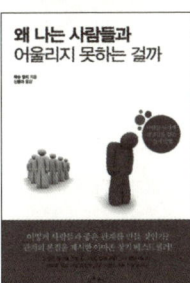

사람들 사이에 친밀감을 얻는 7가지 방법

왜 나는 사람들과 어울리지 못하는 걸까

매슈 켈리 지음 | 신봉아 옮김 | 값 16,000원

우리 인생에서 가장 중요한 것은 무엇일까? 이 책은 우리의 인생은 사랑에 관한 것이며, 친밀함이 삶의 행복을 결정짓는 가장 중요한 요인이라고 강조한다. 인생은 우리가 소유한 돈·집·차에 관한 것이 아니며, 얼마나 많이 소유했느냐에 따라 인생의 가치가 달라지지 않는다고 설명한다. 이 책은 인생에서 가장 중요한 요소인 타인과의 관계가 주는 의미를 통찰한다.

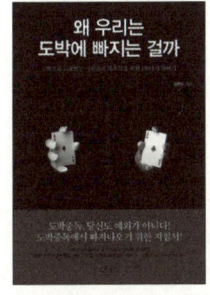

도박중독은 결코 불치병이 아니다!

왜 우리는 도박에 빠지는 걸까

김한우 지음 | 값 16,000원

이 책은 도박중독이라는 늪에 빠져 헤어나지 못하는 도박중독자와 그의 가족들에게 소중한 지침서가 될 것이다. 저자는 도박중독에 대한 사람들의 오해와 편견을 깨뜨리고 도박중독자를 치유의 길로 이르도록 해결 방안을 제시한다. 도박중독에서 벗어나고 싶지만 마음먹은 대로 되지 않거나 혹은 가족 중 누군가가 도박중독으로 힘들어하고 있다면 이 책을 통해 많은 도움을 얻을 수 있다.

스마트폰에서 이 QR코드를 읽으면
'도서목록'과 바로 연결됩니다.

독자 여러분의
소중한 원고를 기다립니다

⭐ 원앤원스타일은 독자 여러분의 소중한 원고를 기다리고 있습니다. 집필을 끝냈거나 혹은 집필중인 원고가 있으신 분은 khg0109@hanmail.net으로 원고의 간단한 기획의도와 개요, 연락처 등과 함께 보내주시면 최대한 빨리 검토한 후에 연락드리겠습니다. 머뭇거리지 마시고 언제라도 원앤원스타일의 문을 두드리시면 반갑게 맞이하겠습니다.